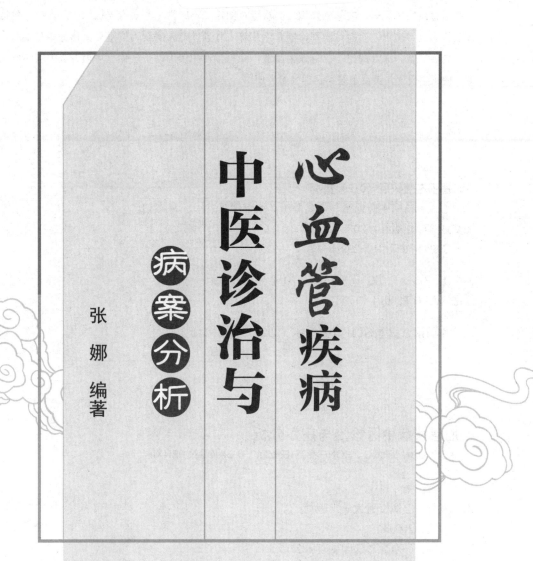

心血管疾病中医诊治与病案分析

张 娜 编著

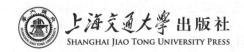

上海交通大学出版社

SHANGHAI JIAO TONG UNIVERSITY PRESS

内容提要

　　本书系统地阐述了心血管疾病的中医诊治思维和中医特色疗法。首先简要地介绍了心脏与心血管疾病中医理论的基础知识；其次重点剖析了临床常见心血管疾病的中医治疗，包括概述、病因、病机、诊断与鉴别诊断和治疗等，并且以临床病案为例进行具体分析和说明。本书内容丰富、深入浅出、语言通俗易懂，融科学性和实用性于一体，可供各级中医临床医师、中医学研究人员及中医学院学生参考使用。

图书在版编目（CIP）数据

　　心血管疾病中医诊治与病案分析 / 张娜编著. --上海：上海交通大学出版社，2023.12
　　ISBN 978-7-313-29915-4

　　Ⅰ. ①心… Ⅱ. ①张… Ⅲ. ①心脏血管疾病－中医治疗法 Ⅳ. ①R259.4

　　中国国家版本馆CIP数据核字（2023）第224241号

心血管疾病中医诊治与病案分析
XINXUEGUAN JIBING ZHONGYI ZHENZHI YU BING'AN FENXI

编　　著：张　娜			
出版发行：上海交通大学出版社		地　　址：上海市番禺路951号
邮政编码：200030		电　　话：021-64071208
印　　制：广东虎彩云印刷有限公司			
开　　本：710mm×1000mm　1/16		经　　销：全国新华书店
字　　数：225千字		印　　张：12.75
版　　次：2023年12月第1版		插　　页：1
书　　号：ISBN 978-7-313-29915-4		印　　次：2023年12月第1次印刷
定　　价：198.00元			

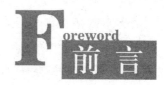

前言

　　随着现今世界经济发展和社会变革的加速,人们的生活节奏加快,社交日益频繁,各种矛盾更加复杂,社会紧张刺激因素加多加剧,由此导致的心血管疾病已成为危害人类健康的主要疾病。心血管疾病具有高患病率、高致残率、高复发率、病程长、病情复杂的特点,经过科学家们的不断努力探索,在医学飞速发展的今天,心血管疾病在理论研究、诊疗技术等方面都有很大的进步,也为许多疾病的诊治开辟了新途径。在临床实际工作中,心血管医师面对繁杂的病历信息把握患者病情最主要的特征,依据新理论、新技术制订最佳治疗方案是诊治心血管疾病的关键所在。在心血管疾病研究日新月异的背景下,这就要求心血管科医师掌握全面的心血管疾病知识,熟悉心血管各种常见病、多发病的诊治技术,提高临床诊治水平。为此,编者在参考大量国内外资料的基础上,结合自身临床经验,特编写了《心血管疾病中医诊治与病案分析》一书。

　　本书立足于中医学,旨在帮助临床医师形成完善的心血管疾病诊治思维。全书以心血管疾病的中医诊治为主体,从病因、病机、诊断与鉴别诊断、治疗、预防与调摄等方面,系统地介绍了临床常见心血管疾病;还通过病案精选的方式详细地阐述了心血管疾病的临床诊治过程,能够使读者将之前所学的有关知识加以整合,犹如自己参与了整个诊治过程,在头脑中留下极其深刻的印象。本书表述通俗易懂、思维缜密、层次分明,集科学性与实用性于一体,可供各级医疗机构中医临床医师、中医学研究人员及中医学院学生参考阅读。

由于心血管疾病临床诊治技术发展较快,书中难免存在不足之处,期望广大读者提出宝贵意见,以便更正。

张　娜

淄博市中医医院

2023 年 4 月

Contents 目录

第一章

中医对心的认识

第一节　心的生理特性与生理功能

一、心的生理特性

(一)心为阳脏而主阳气

心居上焦,属阳脏而主阳气。《血证论》曰:"心为火脏,烛照万物。"即指心的阳气相当旺盛,既能温煦人体,又能推动血液运行、营养全身、维持生命。心为阳中之太阳,心以阳气为用。心的阳气能推动血液循环,维持人的生命活动,使之生机不息,故喻之为人身之"日"。《医学实在易》曰:"盖人与天地相合,天有日,人亦有日,君父之阳,日也。"心脏阳热之气,不仅维持了心本身的生理功能,而且对全身又有温养作用。凡脾胃之腐熟运化,肾阳之温煦蒸腾,以及全身水液代谢等,均依赖于心阳的温化作用。故古人把心脏比喻为人体的太阳。上述反映了心为阳脏的生理特性。举凡水谷精微的腐熟运化,水液代谢的调节,心阳均起重要作用。若心阳虚衰时,常见胸痹心痛、水肿,甚则四肢厥冷、息短气微、昏迷、脉微欲绝等,或因情志因素致心火亢盛时,则常见心烦失眠、口舌生疮、尿血等症。心本属火,过热常可引起心的病变,故心恶热。因此,温热病邪最易影响心脏而病热,热甚则心血受伤、心神被扰。

(二)心与夏气相通应

人与天地四时相通,其中心与夏气相通应。夏季以炎热为主,而心为火脏,阳气最盛,同气相求,故夏季与心相应。夏季人体阳气隆盛,生机最旺,心之阳气在夏季亦最旺盛。一般来说,心阳虚衰的患者,其病情往往在夏季缓解,而阴虚阳盛之心病,则在夏季往往加重。即《素问·阴阳应象大论》所说的"阳盛则身热……能冬不能夏"。从养生保健来看,中医认为,夏三月应当"夜卧早起,无厌于日",尽量延长户外活动时间,使人的身心符合阳气隆盛状态,这样可使心气达到最大限度扩展,发挥生命潜能。从治疗角度看,中医学"冬病夏治"理论,亦是利用夏季心火用事,内外阳气隆盛之时给予阳虚患者适当调理,借内外阳盛之机,可收到事半功倍之效。此外,心与南方、热、火、苦味、赤色等也有着内在联系。如《内经提要》说:"南方生热,热生火,火生苦,苦生心,心生血,血生脾,心主舌。其在天为热,在地为火,在体为脉,在脏为心,在色为赤……"。

(三)心火宜降

人身之阳气在生理情况下具有温煦脏腑、养神柔筋的作用,中医学又称之为少火。人身之火,有君火和相火之别。心为君主之官,故心之阳气又称为君火。相火与君火相对而言,一般认为,肝、胆、肾、三焦等均内寄相火。《内经评文素问》曰:"君火以明,相火以位"。即君火的主持功能正常,相火的作用才能正常发挥。君火、相火的作用正常,自然界物化现象及人体的生理活动才能够正常进行。心位于人体上部,其气升已而降。心火宜降是指君火暖炽,下行以温肾阳,使人体上部不热,下部不寒,维持心肾两脏的水火阴阳协调。当心阳不能下行资助肾阳时,可导致上热下寒、阴阳失调的病证。

(四)心欲软而苦缓

"欲"与"苦",指脏气之"所好"与"所恶"而言。心欲软是指心神活动以和调、宁静、收敛为顺的生理特性。若心神躁越、散逸,则违其脏性,躁扰不宁,言行越于常度,常是火盛心神被扰的表现,故《素问·至真要大论》说:"诸躁狂越,皆属于火"。心苦缓是说神气涣散、神不守舍为心之脏性之所恶。《素问吴注》曰:"缓则心气散逸,自伤其神矣"。常可出现懈怠、注意力不能集中、心悸,甚则狂乱等症。

二、心的生理功能

(一)主血脉

"心主血"就是说,心能化生血液,推动血行即心生血、心行血。血是维持人体生命活动的物质基础,对各脏腑组织器官起滋养作用。《血运论》说:"心主血脉""脉者,血之府也""诸血者皆属于心"。《灵枢·决气》云:"壅遏营气,令无所避,是谓脉。"心主血,血行脉中,心与脉密切相连,脉是血液运行的通道,心有推动血液在脉管中运行以营养全身的功能。这种功能是由心气的作用来实现的。心气的盛衰,可以从血脉的改变反映出来,故《循经考穴编》说:"心之合脉也,其荣色也"。若心气旺盛,血脉充盈,则脉搏和缓有力。若心气不足,心血亏少,则脉细弱或节律不整。若心血瘀阻则脉涩不畅或结代等。

心、血液、脉道三者相互连属贯通,构成一个血液循环系统,其中心的搏动发挥着主要作用,正如《素问·六节藏象论》云:"心者,其充在血脉",又如《黄帝内经·素问》云:"心之合脉也""诸血者皆属于心",均指此而言。血液在运行过程中,发挥着营养全身,维持生命活动的重要作用,脉是血液运行的通道。脉道通畅和营血充盈是血液正常运行的必要条件,而最重要的是依赖心脏的正常搏动,即在心气的推动下,血液方得以在脉道中循环运行。因此,心脏的正常搏动是血液运行的根本动力,起着决定性的作用。

在正常生理情况下,心脏的搏动正常,即心的阳气正常、脉道通畅、营血充盈,才能维持正常的心力、心率,以及心律。心气旺盛、血脉充盈,则面色红润,舌色淡红,脉象和缓有力,心脏搏动正常。在病理情况下,心气不足、心阳不振、阴血亏虚、脉道不利,必然导致面色晦暗,舌色青紫,脉象细弱无力,心悸,胸闷,心前区憋闷疼痛等。

(二)主神志

人体的心理活动主要由心主宰。心是人进行精神意识思维活动的主要内脏,如《孟子·告子上》所说:"心之官则思",说明了心在思维活动中的重要作用。但是人的精神意识思维活动是由五脏共同完成的,如《素问·宣明五气篇》所说:"心藏神,肺藏魄,肝藏魂,脾藏意,肾藏志。"在五脏的精神活动中,心是主宰者,所以《灵枢·邪客》说:"心者,五脏六腑之大主也,精神之所舍也"。除思维活动外,心还是人体情志的发生之处和主宰者。如明·张介宾在《类经·疾病类》中所说:"心为五脏六腑之大主,而总统魂魄,兼赅意志,故忧动于心则肺应,思动于心则脾应,怒动于心则肝应,恐动于心则肾应,此所以五志唯心所使也",又说:"情志之伤,虽五脏各有所属,然求其所由,则无不从心而发。"可见心既主宰精神意识思维活动,又是七情发生之处,所以说心主宰了人的心理活动。无论生理活动还是心理活动,都是由五脏六腑尤其是五脏共同完成的,都是人体的生命活动。在这些生命活动中,心起着主宰作用,故历代医家皆称心为"人身之君主,五脏六腑之大主"。心的这种主宰作用,皆心神之所为,故曰:"神明出焉"。心主心脉和心主神志两种功能之间互相影响。《灵枢·口问》云:"忧思则心系急,心系急则气道约,约则利"。重视调养神志可以善养血脉,对心血管疾病的预防有一定意义。

心主血脉的功能受心神的主宰,例如,人准备跑步,但是还没有真正开始跑步时,血流速度和心率已明显加快,这种变化显然不是运动的结果,而是心神支配心主血脉功能的表现。同时,心神又必须得到心血的滋养才能正常地工作,如果心血不足,心神失养,则会出现日间精神恍惚,思想难以集中,记忆力减退;夜间难以入睡,即使入睡亦出现梦扰不安等心神不宁的表现。明代以前的医家皆笃信胸中所藏之心具有主血脉和藏神两种功能,但是自明代开始,这种认识就发生了动摇。首先对这一理论提出异议的当推明代医家李梴。他在《医学入门·脏腑条分》中说:"心者,一身之主,君主之官。有血肉之心,形如未开莲花,居肺下肝上也;有神明之心,神者,气血所化,生之本也,万物由之盛长,不着色象,谓有何有? 谓无复存,主宰万事万物,虚灵不昧者是也,然形神亦恒相同。"他明确指出了人心有二:一是藏于胸中,推动血行的"血肉之心";二是无具体形态可言的主宰人体生命活动的"神明之心"。以上说法无疑否定了胸中的心主宰生命活动的功能,认为这个心只有推动气血的作用,故名之曰:"血肉之心"。至于"神明之心"究竟为何物? 居于何处? 他也没有作出回答。而与他年代相近的李时珍却在《本草纲目·辛夷》中提出了"脑为元神之府"的看法。至清代,认为神藏于脑者,更不乏其人,如清代著名医家汪昂、王清任等皆持此说。从现代解剖学和生理学的角度看,"血肉之心"似指胸中的心脏;而"神明之心"的功能则与脑的功能相近。

第二节　心与情志、形体、官窍及五液的关系

一、在志为喜

心在志为喜是指心的生理功能与精神情志活动的"喜"有关。喜是对外界信息的反应,一般属于良性反应。适当的喜乐,能使血气调和,营卫通利,心情舒畅,有益于心的生理活动。《素问·举痛论》曰:"喜则气和志达,营卫通利"。但过度的喜乐,则可损伤心神。《素问·阴阳应象大论》曰:"喜伤心"。藏象学说认为人体对外界信息所引起的情志变化,是由五脏精气所化生,而把喜、怒、思、悲、恐等5种情志活动称作五志,分属于五脏。故《素问·阴阳应象大论》说:"人有五脏化五气,以生喜、怒、悲、忧、恐。"《太平圣惠方》亦说:"在脏为心……在志为喜",即是说五志之中,喜为心志。

喜乐愉悦,一般说来,对人体属于良性的刺激,有益于心主血脉等生理功能,

所以《素问·举痛论篇》说："喜则气和志达,营卫通利"。但是,喜乐过度,则又可使心神受伤,神志涣散而不能集中或内守。故《灵枢·本神》又说："喜乐者,神惮散而不藏。"若从心主神志的生理功能状况来分析,则又有太过与不及的变化。

应当指出,由于心为神明之主,故不仅喜能伤心,而且五志过极均能损伤心神,出现神志病变。所以《灵枢·邪气脏腑病形》又说："愁忧恐惧则伤心",《难经·四十九难》亦说："忧愁思虑则伤心"。若心藏神功能过亢,可出现喜笑不休,心藏神功能不及,又易使人悲伤。由于心能统领五志,故五志过极皆能伤心。

二、在体合脉

脉是指血脉。心合脉即是指全身的血脉都属于心。心气的强弱,心血的盛衰,可从脉象反映出来。所以心合脉成了切脉的理论根据之一。

中医学认为,内在脏腑的精气盛衰、功能强弱,可以显露在体表组织器官上,称为荣华外露。五脏各有其华。心其华在面,即是说心的生理功能是否正常及气血的盛衰,可以显露于面部色泽的变化上。人的面部血脉丰富、皮肤薄嫩,又易于观察,所以望面色常作为推论心脏气血盛衰的指标。若心的气血旺盛,则面色红润有光泽。若心脏发生病变,气血受损,则常在面部有所表现。如心的气血不足,可见面色白、晦滞;心血瘀阻,则面部青紫;血分有热,则面色红赤;心血暴脱,则面色苍白或枯槁无华。

三、其华在面

华是光彩之义,其华在面,即是心的生理功能是否正常,可以显露于面部的色泽变化上,《素问·六节藏象论》说："心者……其华在面"。《素问·五脏生成篇》说："心之合脉也,其荣色也"。《黄帝内经·素问集注》注解说："心之华在面,故其荣在色。"华和色是指外貌的五色之光华,也就是心的光华呈现于颜面之色泽上。由于头面部的血脉极为丰富,所以心气旺盛,血脉充盈,面部红润有泽;心气不足,则可见面色白、晦滞;血虚则面色无华。《灵枢·邪气脏腑病形篇》云:"十二经脉,三百六十五络,其血气皆上于面而走空窍。其精阳之气上走于目而为睛。其别气走于耳而为听。别气者,心主之气也。"

四、开窍于舌

心开窍于舌与"舌乃心之苗"的意思相同。这种说法的依据是心经别络上行于舌,因心的气血上通于舌,所以心的气血强弱与否,往往可以从舌的变化上反映出来。故《素问·阴阳应象大论》曰:"心主舌……在窍为舌。"清·杨云峰在

《临证验舌法》中说:"舌者,心之苗也""心主舌……在窍为舌"语出《素问·阴阳应象大论》。舌能辨五味,助食物吞咽,它又是发音的重要器官,它的生理功能与心有密切的关系。《灵枢·脉度》中说:"心气通于舌,心和则舌能知五味矣。"认为心与舌在生理上有十分密切的关系。心的经脉上系于舌,心气充足,心血充盈,上荣于舌,舌才能辨五味;心神健旺,则舌活动灵活,语言畅利;心之气血充足,则舌色红润。故有"舌者,心之官",舌为"心之苗窍"等说法。如心血不足时舌质淡白;心火上炎时则舌尖红或舌体糜烂;心血瘀阻时则舌质紫暗或瘀斑瘀点。热入心包或痰迷心窍时,则舌强语謇等。

五、在液为汗

《内经提要·宣明五气篇》说:"五脏化液,心为汗"。表明汗液与心脏生理功能关系密切。汗乃津液在阳气蒸腾汽化作用下,从玄府(即汗孔)排出体外的液体,《素问·阴阳别论》说:"阳加于阴谓之汗。"清·吴鞠通在《温病条辨·汗论》中说:"汗也者,合阳气阴精蒸化而出者也。"《黄帝内经》云:"人之汗,以天地之雨名之。盖汗之为物,以阳气为运用,以阴精为材料。"《素问·评热病论》说:"汗者,精气也。"汗液的排泄有赖于卫气对腠理的开合作用。卫气充足,腠理开合适度,则汗液溱溱常出,发挥滋养皮肤毛发作用。故《灵枢·决气》说:"腠理发泄,汗出溱溱,是谓津。"若卫气失常,腠理开合失度,则可造成相应病证:若腠理开而不合,则见自汗多汗;若腠理合而不开,则见无汗恶寒等症。

为什么心脏与体液中的汗液关系最为密切呢? 心主一身之血脉,而脉之内外的津液能够相互渗透,互相补充,也即所谓"津血同源"。又由于津液是汗液生成的物质基础。《素问吴注·宣明五气篇》说:"心主血,汗者血之余"。《黄帝内经·素问集注》说:"心主血,汗乃血之液也。"《景岳全书》曰:"心之所藏,在内者为血,在外者为汗。"诸多医家诠释类同,强调了"心-血-津液-汗"的关系,如此又衍生了"血汗同源"一说。在认识生理基础上,对汗液失常的病机分析也应从2个方面进行剖析。其一,血与汗在生理上密切相关,其在病理上必然相互影响。从阴津的亏少不足而言,由于各种因素导致体内阴津缺少,则汗液无源而不得以出汗;另一方面,阴津缺乏的阴虚病变可以产生内热,虚热扰动,又可迫蒸汗液外泄。《灵枢·营卫生会》强调"夺血者无汗,夺汗者无血"。汉·张仲景据此在《伤寒论证辨》中提出了"亡血家不可发汗""衄家不可发汗"的告诫。其二,由于生理上心与汗液密切相关,病理上出汗过多或发汗过多,则易损伤津液,耗散心气,而见心悸、气短、神疲、乏力等症,甚至出现肢冷亡阳。反之心的气血失常,亦可导致各种汗证,如心气不足,表卫不固,则见自汗或汗多淋漓;心阴亏虚,阴不内守,则见睡中盗汗,醒后即止,均为心阴虚,阳无所附,心液失其敛藏而发盗汗。

第三节　心与其他脏腑的关系

一、心与肺的关系

心肺同居上焦。心肺在上,心主血,肺主气;心主行血,肺主呼吸。这就决定了心与肺之间的关系,实际上就是气和血的关系。

肺主气有促进心行血的作用。肺气正常是血液正常循行的必要条件,反之,正常的血液循环是维持肺气功能正常的基础,故有"呼出心与肺"之说。联结心之搏动和肺之呼吸两者之间的中心环节,主要是积于胸中的"宗气"。由于"宗气"具有贯心脉而行气血,定息道而司呼吸的生理功能,从而强调了血液循环与呼吸运动之间在生理上相互联系,在病理上相互影响。

心主血脉,上朝于肺,肺主宗气,贯通心脉,两者相互配合,保证气血的正常运行,维持机体各脏腑组织的新陈代谢。所以说,气为血之帅,气行则血行;血为气之母,血至气亦至。气属阳,血属阴,血的运行虽为心所主,但必须依赖肺气的推动。积于肺部的宗气,必须贯通心脉,得到血的运载,才能散布全身。

肺朝百脉,助心行血是血液正常运行的必要条件。只有正常的血液循环,才能维持肺主气功能的正常进行。由于宗气具有贯心脉而司呼吸的生理功能,从而加强了血液循环和呼吸之间的协调平衡。因此,宗气是联结心之搏动和肺之呼吸两者之间的中心环节。心与肺,血与气是相互依存的。气行则血行,血至气亦至。所以,若血无气的推动,则血失统帅而瘀滞不行;气无血的运载,则气无所依附而涣散不收。因此,在病理上,肺的宣肃功能失调,可影响心主行血的功能,而致血液运行失常。反之,心的功能失调,导致血行异常时,也会影响肺的宣发和肃降,从而出现心肺亏虚,气虚血瘀之证候等。《难经》就说:"气主煦之,血主濡之""气为血帅,血为气母,气行则血行,气滞则血瘀。"

二、心与脾的关系

"心主血""脾统血",脾又为气血生化之源,故心和脾的关系密切。脾气旺盛,则气血生化有源,心主之血自能充盈,运行全身以营养各脏腑器官。血液运行于经脉之中,固然依赖于心气之推动,然亦必须有脾之统摄作用,以维持其正常的运行。所以心与脾的关系主要反映在血液的生成和运行这两个方面。故《医碥·五脏生克说》曰:"脾之所以能运行水谷者,气也。气虚则凝滞而不行,得心火以温之,乃健运而不息,是为心火生脾土。"《医碥·五脏生克说》又曰:"脾气健运,化源充足,则心血充盈;心血旺盛,脾得濡养,则脾气健运。"所以说:"脾气人心而变为血,心之所主亦借脾气化生。"

病理情况下,心脾两脏亦常互相影响,如思虑过度,耗伤心血,也可影响脾之健运。脾气虚弱,运化失职,血的来源不足,致心血亏虚。以上两种情况最终均可导致心脾两虚之证候。心主血而行血,脾主生血又统血,所以心与脾的关系,主要是主血与生血、行血与统血的关系。

血液运行方面,血液在脉内循行,既依赖心气的推动,又靠脾气的统摄,方能循经运行而不溢于脉外。所谓"血所以利气,气所以统血,非血之足以利气也,营血所到之处,则气无不利焉,非气之足以统血也,卫气所到之处,则血无不统焉,气为血帅故也。"语出《张聿青医案》。可见血能正常运行而不致脱陷妄行,主要靠脾气的统摄。所以有"诸血皆运于脾"之说。

神志活动方面,心藏神,在志为喜;脾藏意,在志为思。《类经·脏象类》曰:"心为脏腑之主,而总统魂魄,并赅意志……思动于心则脾应"。五脏藏神,心为主导。人身以气血为本,精神为用。血气者,身之神。心生血而主血脉,脾胃为气血生化之源,生血而又统血。血为水谷之精气,总统于心而生化于脾。血之与气,一阴一阳,两相维系,气能生血,血能化气,气非血不和,血非气不运。气血冲和,阴平阳秘,脾气健旺,化源充足,气充血盈,充养心神,则心有所主。心血运于脾,心神统于脾,心火生脾土,脾强则能主运化,而生血统血。因此,心与脾在病理上的相互影响,主要表现在血液的生成和运行功能失调,以及运化无权和心神不安等,形成心脾两虚之证候等。

三、心与肝的关系

心主血,心是一身血液运行的枢纽;肝藏血,肝是贮藏和调节血液的重要脏腑。两者相互配合,共同维持血液的运行。所以《重广补注黄帝内经·素问》说:"肝藏血,心行之"。人体的血液,生化于脾,储藏于肝,通过心而运行于全身。全身血液充盈,肝有所藏,才能发挥其贮藏血液和调节血量的作用,以适应机体活动的需要,心亦有所主。心血充足,肝血亦旺,肝所藏之阴血,具有濡养肝体、制约肝阳的作用。所以肝血充足,肝体得养,则肝之疏泄功能正常,使气血疏通,血液不致瘀滞,有助于心主血脉功能的正常进行。心主神志,肝主疏泄,调节精神情志。人的精神、意识和思维活动,虽然主要由心主宰,但与肝的疏泄功能亦密切相关。血液是神志活动的物质基础。心血充足,肝有所藏,则肝之疏泄正常,气机调畅,气血和平,精神愉快。肝血旺盛,制约肝阳,使之勿亢,则疏泄正常,使气血运行无阻,心血亦能充盛,心得血养,神志活动正常。由于心与肝均依赖血液的濡养滋润,阴血充足,两者功能协调,才能精神饱满,情志舒畅。所以,心与肝的关系,主要是主血和藏血,主神明与调节精神情志之间的相互关系。

四、心与肾的关系

心其性属火,位居于上,属阳。肾其性属水,位居于下,属阴。从阴阳、水火的升降理论来说,在上者宜降,在下者宜升,升已而降,降已而升。心位居于上而属阳,主火,其性主动;肾位居于下而属阴,主水,其性主静。心火必须下降于肾,与肾阳共同温煦肾阴,使肾水不寒。肾水必须上济于心,与心阴共同涵养心阳,使心火不亢。肾无心之火则水寒,心无肾之水则火炽。心必得肾水以滋润,肾必得心火以温暖。在正常生理状态下,这种水火既济的关系,是以心肾阴阳升降的动态平衡为其重要条件的。所以《格致余论·相火论》说:"人之有生,心为之火,居上,肾为之水,居下;水能升而火能降,一升一降,无有穷已,故生意存焉。"水火宜平而不宜偏,水火既济而心肾相交。水就下而火炎上,水火上下,名之曰交,交为既济,不交为未济。总之,心与肾,上下、水火、动静、阴阳相济,使心与肾的阴阳协调平衡,构成了水火既济,心肾相交的关系。故《慎斋遗书》曰:"心肾相交,全凭升降。而心气之降,由于肾气之升,肾气之升,又因心气之降。"心与肾保持这种"水火相济""心肾相交"的关系。如果这种正常关系受到破坏,就会出现心悸、失眠、健忘、多梦、遗精等"心肾不交"的症状。

心主血,肾藏精,精和血都是维持人体生命活动的必要物质。精血之间相互滋生,相互转化,血可以化而为精,精亦可化而为血。精血之间的相互滋生为心肾相交奠定了物质基础。

心藏神,为人体生命活动的主宰,神全可以益精。肾藏精,精舍志,精能生髓,髓汇于脑。积精可以全神,使精神内守。精能化气生神,为神气之本;神能驭精役气,为精气之主。人的神志活动,不仅为心所主,而且与肾也密切相关。所以《推求师意》说:"心以神为主,阳为用;肾以志为主,阴为用。阳则气也,火也。阴则精也,水也。凡乎水火既济,全在阴精上承,以安其神;阳气下藏,以安其志。"总之,精是神的物质基础,神是精的外在表现,神生于精,志生于心,亦心肾交济之义。

心为君火,肾为相火(命门火)。君火以明,相火以位,君火在上,如明照当空,为一身之主宰。相火在下,系阳气之根,为神明之基础。命火秘藏,则心阳充足,心阳充盛,则相火亦旺。君火相火,各安其位,则心肾上下交济。所以心与肾的关系也表现为心阳与肾阳之间的关系。故《蜉溪医论选》曰:"心肾不交,毕竟是肾水下涸,心火上炎,由于阴虚者多,但亦偶有阳虚……不独阴虚之证也。"在病理状态下,心与肾之间的水火、阴阳、精血的动态平衡失调,称之为心肾不交,表现为水不济火,肾阴虚于下,而心火亢于上之心肾阴虚,或水汽凌心、心肾阳虚之候等。

五、心与胆的关系

心者,君主之官,神明出焉;胆者,中正之官,决断出焉。胆属少阳,主枢机,司表里开阖,藏精汁,主疏泄,喜条达,是气机出入之枢;主决断,内寄相火,朝气蓬勃,如日之初,全身脏腑的新陈代谢都要赖其温煦和长养,激发和推动,故元·李东垣认为:"胆者,少阳春生之气,春气升则万化安,故胆气春升,则余脏从之,所以十一脏皆取决于胆也。"早在《黄帝内经》就提出了胆气通于心的概念,心胆通过经络相互络属,经气相注,共司人体精神情志。《遵生八笺》将其总结:"心主火,胆主水,火得水而灭,故胆大者心不惊,水盛火煎,故胆小者心常惧。"胆病累及心脏,主要表现为胆气虚弱,相火内亏,决断失职,心气不和,或是胆气虚弱,疏泄失常,七情六淫或痰浊瘀血郁而化热,热扰心神,或者是胆气升发太过,其中所寄相火炽,而君火上炎,导致胸闷心悸,失眠怔忡等症状,与《灵枢·邪气脏腑病形篇》描述的"胆病者……心下澹澹,恐人将捕之"相一致。《周慎斋遗书》指出胆是阴阳转合之枢,他说:"阳之初生而始发,则从胆,胆为转阴至阳之地,为少阳,是阳之枢也。"《增订通俗伤寒论》也提出:"少阳是开阖之枢"。胆能斡旋气机主要是依赖它的藏精汁的功能,调控精汁疏泄作用。水谷得到精汁辅助,化生气血,上肝贯心;土得木则疏,脾胃受到胆汁疏泄,升降开合正常,气血运行通畅,心脉得到濡养。若胆腑受邪,不能司生长发陈之令,而致木郁土壅,胃失和降,水液代谢失常,痰浊内生,扰于胆腑,使之欲清不得清,欲静不得静,枢机不利,阴阳、水火、升降失调,气血不畅,心脉阻滞,心神被扰,神明不安,会出现胸闷气短,窒塞不畅,心慌烦乱等症状。

现代有学者研究认为,胆的排泄精汁、主表里开阖、三焦升降功能与痰湿的生成密切相关,其功能失调可以促发血脂升高和冠状动脉粥样硬化性心脏病的发生。因此温胆汤、黄连温胆汤、竹茹温胆汤、十味温胆汤都是临床治疗胸痹心痛、心悸的常用方剂,目的在于辛开苦降,分消走泄,清胆安神,恢复胆的升发之气。

六、心与三焦的关系

《难经·三十一难》说："三焦者，水谷之道路，气之所终始也。"三焦依其部位划分有其各自的生理功能特点。其中上焦主宣，能将水谷精气敷布周身，如雾露滋养脏腑经络、四肢百骸，而喻为"上焦如雾"。中焦主运，能腐熟水谷，变化精微，化生气血，而喻为"中焦如沤"。下焦主清浊、排泄尿液与大便，故称"下焦如渎"。上、中、下三焦，仿若自然之天、地、人三才，与脾胃之升降、胆腑的开阖一起，调整人体气机的升降、出入。

三焦与心的关联性实际上体现了全身气血生成，气机升降和水液代谢的关系。心居上焦，其主血脉运行，有赖于元气之充养，上焦之敷散。中医学认为三焦是元气之别使，能够统领五脏、六腑、营卫、经络，通行全身上下内外左右，气血得以周身灌溉，营左养右，宣上导下。这里的元气来源于命门，以三焦为通路，主宰人体生命活动和脏腑功能。三焦通畅，则元气达于上焦，补充心气，化气生血，推动血脉运行。根据清·喻昌的论述："胸中阳气，如离照当空，旷然无外，设地气一上，则窒塞有加，故知胸痹者，阳气不用，阴气上逆之候也。"临床中常常使用宣通上焦的方法，驱散上焦的阴霾之气，使元气上达胸中，例如，应用小陷胸汤、藿朴夏苓汤、三仁汤等都可用来治疗心系疾病。

三焦还是气机升降和水液运行的通路，三焦不畅，气化无权，则会出现气滞三焦，阳郁三焦，湿阻三焦，水溢三焦，营卫不和，表里不通，最终影响元气的功能和气血化生。在心脏方面主要表现为心阳（气）亏虚、心阳不振、气滞血瘀、水停痰阻的病理变化，出现胸闷气短、胸中窒塞、尿少水肿等症状。治疗宜以通为用，使水湿、瘀血速去，水去则气机通畅，瘀去则血脉通畅。治疗宜宣肺利水，健脾化湿，通腑导滞都是调三焦，治心病的治法，因此有的医家倡导从三焦治疗心系疾病具有理论和实践意义。以三仁汤为例，既可以用来治疗湿阻气机、三焦不通、上焦窒塞的胸痹心痛，也可用来治疗湿浊中阻、充斥三焦、气机阻滞、心阳欲绝的心水重症。可见"善治三焦可愈百病"之说确有一定的实用价值。

七、心与小肠的关系

心为脏，故属阴，小肠为腑，故属阳。两者在五行都属火。心居胸中，小肠居腹，两者相距甚远，但由于手少阴心经属心络小肠，手太阳小肠经属小肠络心，心与小肠通过经脉的相互络属构成脏腑表里关系。心脉属心，下络小肠，小肠之脉属小肠，上络于心，心属里，小肠属表。二者经脉相联，故气血相通。生理情况下两者相互协调,心之气通于小肠,小肠之气亦通于心。在病理情况下则相互影响,心主血脉,为血液循环的动力和枢纽;小肠为受盛之府,承受由胃腑下移的饮食物进一步消化,分清别浊。心火下移于小肠,则小肠受盛化物,分清别浊的功能得以正常地进行。小肠在分清别浊过程中,将清者吸收,通过脾气升清而上输心肺,化赤为血,使心血不断地得到补充。病理上心与小肠相互影响,心火可下移于小肠,小肠实热亦可上熏于心。如心火过旺时,除表现口烂、舌疮外,还有小便短赤、灼热疼痛等小肠热证,叫作"心移热于小肠"。若小肠实热,亦可顺经上于心,则可出现心烦、舌尖糜烂等症状。

第四节　心的病理变化

中医学所谓"心"功能远非单纯解剖学所指心脏之功能,而是与之有密切联系的系列功能的综合概念,包括推动血液循环的心脏功能,调节心血管活动的神经和体液因素,以及大脑高级神经系统等一系列功能活动。多年来,人们运用现代科技手段对心的本质从不同角度、不同层次上予以初步揭示,其中以证的研究为主体,因为证是脏腑病理及形态变化的综合反映,通过对某一脏腑证候的生理、病理及形态外观变化的研究可以推知相应脏腑功能的变化,从而认识脏腑病证的本质。根据中医理论,脏腑病证有虚、实两大类,就心脏病证来说,主要有心阳虚、心阴虚、心血虚、心火旺盛和心血瘀阻等。

心脏的各种病证多由病邪内侵,或痰迷心窍、水饮凌心,或气滞血瘀,或心气、心血不足所致。《内经提要·脏气法时论》云:"心病者,胸中痛,胁支满,胁下痛,膺背肩胛间痛,两臂内痛。"《本草纲目·脏腑虚实标本用药式》云:"心藏神为君火,包络为相火,代君行令,主血主言,主汗主笑。本病,诸热瞀瘛惊惑,谵妄烦乱,啼笑,骂詈,怔忡,健忘,自汗,诸痛痒疮疡。标病,肌热,畏寒,战栗,舌不能言,面赤目黄,手心烦热,胸胁满痛,引腰背肩胛肘臂。"《诸病源候论·心病候》云:"心气不足,则胸腹大,胁下与腰背相引痛,惊悸恍惚,少颜色,舌本强,善忧悲,是为心气之虚也。"《太平圣惠方·心脏论》云:"夫心虚则生寒,寒则阴气盛,阴盛则血脉虚少,而多恐畏,情绪不乐,心腹暴痛,时唾清涎,心膈胀满,好忘多惊,梦寐飞飏,精神离散,其脉浮而虚者,是其候也。""夫心实则生热,热则阳气盛,阳盛则卫气不行,荣气不通,遂令热毒稽留,心神烦乱,面赤身热,口舌生疮,咽燥头疼,喜笑,恐悸,手心热,满汗出,衄血,其脉洪实相搏者,是其候也。"心病的治疗有清心泻火、清心开窍、清心豁痰、滋阴降火、养心安神、益气补血及活血化瘀等法。

中医心病是指由于情志所伤、禀赋不足、年老体衰、久病失养等引起心的生理功能紊乱及联系脏腑经络及精神活动病理变化的一类病证。其基本概念包括心系病证的病名沿革、病因、病机、诊断鉴别、辨证论治、转归预后、护理康复、保健预防的各种诊疗措施。

甲骨文中既有"心疾"的字样。《黄帝内经》中《素问·脏气法时论篇》谓:"心病者,日中慧,夜半甚,平旦静。""心病者,胸中痛"。中医学以藏象学说为基础,确定了以心、肝、脾、肺、肾为中心的五脏功能系统,建立了脏腑辨证体系。《素问·灵兰秘典论》说:"心者,君主之官也,神明出焉"。《灵枢·邪客》又曰:"心者,五脏六腑之大主,精神之所舍也。"说明心是五脏六腑之首,其统领地位与其所司功能是分不开的。因心主血脉,全身脏腑经络、四肢百骸皆赖以濡养;心司神明是精神情志思维活动的指挥中枢,也是生命活力的体现;脑虽为元神之府,然脑髓需靠心血之充养,始能精力充沛,意气风发,故曰:"脑寓元神",而心为之主。故心病的证候特征主要表现为血脉运行障碍和神志精神活动异常。《灵枢·经脉》记载:"心手少阴之脉,起于心中,出属心系,下膈络小肠;其支者,从心系上挟咽,系目系;其直者,复从心系却上肺,出腋下,下循臑内后廉,行太阴心主之后,下肘内,循臂内后廉,抵掌后锐骨之端,入掌内后廉,循小指之内出其端。"手少阴心经的循行沟通了心与脏腑、形体官窍的联系。《素问·五脏生成篇》云:"心之合脉也,其荣色也,其主肾也",《素问·六节藏象论》云:"其华在面,其充在血脉,为阳中之太阳,通于夏气",《素问·阴阳应象大论》云:"在脏为心……其志为喜",《素问·宣明五气》云:"五脏化液,心为汗",这些记载说明了心与形、窍、志、液、时的关系。故中医心病以心藏象为中心,以心主血脉、心主神明为理论基点,联系心之外窍、外合,涵盖心、心包络、小肠及相关脏腑、经络、舌、脉的临床病证及其辨证论治等内容。

第二章

心血管疾病中医理论基础

第一节 病因与病机

一、病因

(一)六淫外感

在正常情况下,风、寒、暑、湿、燥、火是自然界 6 种不同的气候变化,人类长期生活在六气交互更替的环境中,对其产生了一定的适应能力,一般不会致病。但在自然界气候异常变化,或人体抵抗力下降时,风、寒、暑、湿、燥、火 6 种外感病邪就会侵害人体,六气则成为病因,常可诱发心病。六淫之邪,多从肌表外袭,或从口鼻而入,穿卫入营,邪犯于心。风寒湿痹日久,复感外邪,内舍于心,痹阻心脉;或风湿热邪,内侵心脉;温病疫毒,灼伤营阴,或邪毒内扰心神,神明失主。

风为春季的主气。若春季风气太过,风气淫胜,伤人致病。风为阳邪,善动开泄,风为百病之长,凡寒、湿、暑、燥、热诸邪,常依附于风而侵犯人体。风邪侵入,无孔不入,侵害不同的脏腑组织。故《圣济总录》云:"风邪中人,以腑脏虚而心气不足也""风者善行而数变,故其发不自觉知,狂惑妄言,悲喜无度,乃其证也""风邪入心,心背俱痛"。

寒为冬季的主气。若冬季寒冷太过,寒邪入侵,凝于脉中,胸阳受损,失其温煦,血脉痹阻,"不通则痛",多发为心病。如《素问·痹论篇》说:"痛者,寒气多也,有寒故痛也。"素体胸阳不足,阴寒之邪乘虚侵袭,亦成胸痹心痛。故唐·孙思邈言:"寒气客于五脏六腑,因虚而发,上冲胸间即胸痹。"

湿为长夏的主气。长夏湿盛,故易感受湿邪。外感湿邪,常易困脾,致脾阳不振,运化无权,水湿停聚,乃生痰湿。湿邪壅盛,内外合邪,上犯心胸,胸阳不展,阻滞心脉,气机不畅,均能导致心系疾病的发生。除常见的胸闷、心悸、不寐外,又兼见脘痞、腹胀、纳呆等症候表现。故《济生方·惊悸怔忡健忘门》曰:"风寒冷湿闭塞诸经,令人怔忡。"指出湿邪内扰可见惊悸、怔忡。而《金匮要略·胸痹心痛短气病脉证治》中也指出胸痹、心痛的共同病机为"阳微阴弦",即胸阳不足为病之本虚,阴寒痰湿偏盛为病之标实。

暑为夏季的主气。暑为阳邪,其性升发,易上扰心神。心通于夏季,若夏季暑热之邪过亢,耗气伤津,热灼心阴,耗损心气,发为心病。轻则可见心烦、尿赤、汗多、口渴等伤暑之症;重则见猝然昏厥、项强、四肢抽搐等重症。

心,五行属火,火热与心相通应,故火热之邪入于营血,尤易影响心神。轻者心神不宁而心烦、失眠;重者可扰乱心神,出现狂躁不安、神昏、谵语等症。故《素问·至真要大论》说:"诸热瞀瘛,皆属于火""诸躁狂越,皆属于火"。与火热之邪同类的还有温邪,初起温邪侵袭肺卫,若失治、误治,或邪毒壅盛,留而不去,内舍于心,蕴久化热,既能损伤心体,导致心气阴两伤,又可与血搏结,导致血脉瘀滞,表现出心悸、胸闷、心痛、脉律失常等症。故清·叶天士曰:"温邪上受,首先犯肺,逆传心包"。

风、寒、湿三邪侵袭人体,使气血凝滞,经络痹阻,合而为痹;心气不足,血脉凝滞而发为脉痹;五脏外合五体,脉痹久不愈,病邪内传于心,复感风、寒、湿之邪则发为心痹,可见心烦、心悸、气逆而喘、嗳气、恐惧等症。如《内经提要·痹论》曰:"脉痹不已,复感于邪,内舍于心""心痹者,脉不通,烦则心下鼓,暴上气而喘,嗌干善噫,厥气上则恐。"心痹既成,一则暗耗气血,使心之气营越发不足,血不养心,心失所养;二则痹阻于心之户牖,畸变后心体胀大。

(二)七情内伤

七情为喜、怒、忧、思、悲、恐、惊 7 种情志变化,由五脏生理功能所化生,是人体对外界事物不同的情绪反应,《素问·天元纪大论》中说:"人有五脏化五气,以生喜怒思忧恐",而《素问·阴阳应象大论》云:"怒伤肝""喜伤心""思伤脾""忧伤肺""恐伤肾",五脏生五志,同时五志又作用于五脏,强烈持久的心理刺激,超出了人体本身生理活动的调节范围,阴阳失调,引起相应脏腑气血功能紊乱。心又是情志的发生之处和主宰者,统领五脏,倍受影响,《类经·疾病类》曰:"心为五脏六腑之大主,而总统魂魄,兼赅意志,故忧动于心则肺应,思动于心则脾应,怒动于心则肝应,恐动于心则肾应,此所以五志唯心所使也。"故精神情志所伤,首伤心神,次及相应脏腑,如《内经提要·口问》说:"心者,五脏六腑之大主也……故悲哀愁忧则心动,心动则五脏六腑皆摇。"故《类经·疾病类》对此解释说:"情志所伤,虽五脏各有所属,然求其所由,则无不从心而发。"

一般情况下七情不会导致或诱发疾病,但当七情反应太过,超越了人体生理和心理的适应和调节能力,损伤脏腑精气,导致机能失调,或人体正气虚弱,脏腑精气虚衰,对情志刺激的适应和调节能力低下时,可导致或诱发疾病。七情致病主要导致脏腑气机失调,而气机失调又可妨碍机体的气化过程,引起精气血津液的代谢失常,从而继发多种病证。气机郁滞日久,可化热化火;气血运行逆乱,亢奋有余,以致火热内生;精血津液输布不畅,产生瘀血、痰饮等病变,从而诱发心系疾病的发生。如《内经提要·举痛论》说:"余知百病生于气也。怒则气上,喜则气缓,悲则气消,恐则气下,寒则气收,炅则气泄,惊则气乱,劳则气耗,思则气结。"而心病的情绪变化多在喜、思、怒、惊、忧。

1.喜乐无节,心气涣散

过度喜乐,损伤阳气,轻者心神惮散而不藏,重者心气暴脱、神不守舍、精神疲竭,如《淮南子·精神训》说:"大喜坠阳",又如《灵枢·本神》曰:"喜乐者,神惮散而不藏"。心在志为喜,"喜"有助于心主血脉的功能发挥,故《素问·举痛论》曰:"喜则气和志达,营卫通利。"喜之过极能伤及心神,临床可见精神不能集中、心慌、失眠健忘,甚至神志失常、狂乱,或见心气暴脱的大汗淋漓、气息微弱、脉微欲绝等症。

2.久思气结,耗伤心脾

过度思虑,损伤脾气,气血生化不足,营血暗耗,心失濡养;或气血失和,痰湿内阻,血行不畅,气机郁结,脉道阻塞,百病由生。如《素问》说:"思则心有所存,神有所归,正气留而不行,故气结矣。"《太平圣惠方·治心痹诸方》亦说:"思虑烦多则损心,心虚故邪乘之"。临床可导致怔忡健忘、心神不宁、夜寐不安等症状。

3.盛怒不止,气血妄行

过于恚怒,疏泄不及则气逆,气逆则血乱,导致气血妄行。肝之条达、阴阳平衡,则怒无从生。《医宗必读》言:"肝者,将军之官,位居膈下,其系上络心肺。"肝藏血,主疏泄,而心主血脉,郁怒伤肝,肝郁气滞,疏泄不及,致使肝气不得施泄于心,心气内乏,血瘀脉络,心失濡养,常诱发胸痹、真心痛等疾病;或疏泄太过,气血逆乱,扰乱心神,会使神志昏迷惶惑,心乱而不能自主,故《灵枢·本神》曰:"盛怒者,迷惑而不治"。故常诱发眩晕、中风等身心疾病,《薛氏医案》云:"肝气通则心气和,肝气滞则心气乏。"凡心脏得病必先调肝。

4.惊恐伤肾,气机逆乱

恐则气下,耗伤肾精,心为火居上,肾为水居下,水能升而火能降,肾水不足,不能上济于心火,形成心肾不交之状,临床常见心烦不寐、心悸不安、健忘等症。猝然受惊吓,可直接导致心神不定,神机失用,气失所主,轻者惊悸不安,重者神志错乱。临床多见梦魇、惊梦及癫狂等病证,故《素问·举痛论》说:"惊则心无所倚,神无所归,虑无所定,故气乱矣。"

5.悲忧不解,气机闭塞

悲伤太过能伤肺,导致肺气抑郁,气失宣降,五脏不调,病有所源。心肺均居于胸中,以宗气相连,心气并于肺,故肺气耗则心气耗,血液推动无力,则心血瘀阻,临床常见意志消沉、精神不振、心悸气短、胸闷不舒,甚则唇青舌紫等症。故《素问·举痛论》说:"悲则心系急,肺布叶举,而上焦不通,荣卫不散,热气在中,故气消矣。"《素问·痿论》也说:"悲哀太甚,则胞络绝,胞络绝则阳气内动,发则心下崩,数溲血也。"

(三)饮食失宜

唐·孙思邈云:"安身之本,必资于食。"故饮食是人类赖以生存和维持健康的基本条件,是人体后天生命活动所需精微物质的重要来源。《素问·经脉别论》曰:"食气入胃,散精于肝,淫气于筋。食气入胃,浊气归心,淫精于脉。脉气流经,经气归于肺,肺朝百脉,输精于皮毛。毛脉合精,行气于腑。腑精神明,留于四脏。"由此可见,饮食与脏腑功能密切相关。饮食失宜可影响人体的生理功能,导致脏腑功能失调或损伤正气而发生疾病。饮食失宜还可导致气血不足、食积、聚湿、化热、生痰等病变,引发多种病症,成为主要的致病因素之一。

1.饮食不节

饮食不节指饮食要有规律、有节制,即以适时、适量为宜,过多过少,不能有节,均可影响健康,导致疾病的发生。《金匮要略·禽兽鱼虫禁忌并治》指出:"凡饮食滋味,以养于生,食之有妨,反能为害……若得宜则益体,害则成疾,以此致危。"

(1)过饥:长期摄食不足、营养缺乏、气血生化乏源者,一方面可因气血亏虚而脏腑组织失养,功能活动衰退,全身虚弱;另一方面又因正气不足,抗病力弱,易招致外邪入侵,继发其他疾病。对心而言,可致心之气血亏虚,心神失养,出现心悸、气短、健忘等症状。

(2)过饱:长期饮食过量,或暴饮暴食,超过了脾胃的受纳运化能力,以致脾胃难于消化转输而致病。若食滞日久,则可郁而化热,聚湿生痰,变生他证,导致气机不畅,痰气交阻,痹阻胸中阳气,出现胸闷、心悸等症。甚者可因营养过剩,发展为消渴、肥胖等病证。消渴日久,阴液耗竭,使血液黏稠,血行不畅,又常形成心脉痹阻等病证。此外,在疾病过程中,饮食过量或进食不易消化的食物,尚可加重原有病情,或导致余邪复起,旧病复发。

2.饮食不洁

由于缺乏良好的卫生习惯,进食腐败变质或被疫毒、寄生虫等污染的食物,肠道受邪,化热内陷,重则毒气攻心,出现心烦躁扰、谵语妄言、神志昏迷等临床症状。《金匮要略·禽兽鱼虫禁忌并治》曰:"秽饭,馁肉,臭鱼,食之皆伤人……六畜自死,皆疫死,则有毒,不可食之。"

3.饮食偏嗜

(1)五味偏嗜:《重广补注黄帝内经·素问·至真要大论》说:"夫五味入胃,各归所喜,故酸先入肝,苦先入心,甘先入脾,辛先入肺,咸先入肾"。五味分别入五脏以养五脏之气,如果长期嗜好某种性味的食物,就会导致该脏的脏气偏盛,既可引起该脏的功能失调,又可致脏腑之间平衡关系失调而出现他脏的病理改变。例如,嗜食咸味,盐为咸苦而涩之品,苦入心,咸走血,长期服食,克伐心火,殃及血脉,且苦易化燥,耗伤阴血,则使血脉凝涩不通,更易遏阻而病,从而伤及心的功能,故《素问·五脏生成篇》曰:"是故多食咸,则脉凝泣而变色。"

(2)寒热偏嗜:食物也有寒热温凉的不同性质,若偏嗜寒热饮食,可导致人体阴阳失调而发生某些病变。如偏嗜寒凉之品,久则寒湿内生,诱发胸痹心痛等病证;若偏嗜辛温燥热之品,则致阳气偏亢,心火上炎而发病,故明·张景岳云:"心本属火,过热则病。"若嗜酒成癖,导致湿热内生,伤及心阴,虚火偏盛,临床出现心烦、心悸、失眠等症状,还可诱发病情复发,甚至猝死。

(3)食类偏嗜:若专食某种食物,或厌恶某类食物而不食,久之导致某些营养物质缺乏,也可发生多种病变。如久食肥甘厚味之品,不仅能损伤脾胃,使脾胃运化失健,胃不主降,脾不主升,致使膏粱厚味之品变生脂浊、痰湿,输注于血脉,蓄聚于脉络之中,导致脉道阻塞狭窄,气血不畅,易致肥胖、胸痹、消渴、中风等病变。

(4)嗜食烟酒:烟草为辛燥之品,长期吸用,易损害肺、心、肝三脏,浊气内入,耗伤气阴,营血暗耗,心脉失主,使原本血脉营气不足之道越发瘀滞不畅,壅塞胸中血脉而发病。酒虽为水谷之精,但易酿生湿浊,以致脾胃受损,运化失健,聚湿生痰,上犯心胸清旷之区,胸阳不展,气机不畅,心脉闭阻而发病。

(四)劳逸失度

劳与逸是人体的不同状态,劳逸有节是保证人体健康的必要条件,而劳逸过度则是百病丛生的缘由。起病因为劳者,形神劳损,五脏内伤,调养失宜,发为不足之病证,故曰:"劳则气耗";起病因为逸者,形神不用,气机郁滞,奉养过度,发为有余之病证,故曰:"逸则气滞"。劳与逸作为一类致病因素,不仅能单独致病,在某些情况下也可相互错杂,相互影响,导致疾病进一步发展。

1.过劳

凡形与神劳伤太过,或二者兼而有之,皆可致五脏精气虚衰,而成虚劳之证。汉·张仲景于《金匮要略·血痹虚劳病脉证并治》首次提出"虚劳"病名,认为虚劳是因劳伤导致的五脏虚损性疾病,故劳倦日久,耗气伤阳,易变生内伤诸病。

(1)形劳:形体劳伤,积劳成疾,或是病后体虚,勉强劳作,气血津液耗伤,外不能荣养四肢百骸,内不能荣养脏腑经络,导致脏气虚少,功能减退。如《素问·宣明五气》曰:"五劳所伤,久视伤血,久卧伤气,久坐伤肉,久立伤骨,久行伤筋,是谓五劳所伤"。长期如此,易耗伤肺脾之气,营气内乏,无以濡养血脉,从而使心气耗伤,出现少气懒言、体倦神疲、动则心悸汗出;或积劳伤阳,心肾阳微,鼓动无力,阴寒内侵,血行涩滞,痹阻不通而发心痛。

(2)神劳:心为君主之官,主神明与血脉,故心血的充盈和正常运行是人类思维、情志正常活动的物质基础。《诸病源候论·虚劳病诸候》曰:"心劳者,忽忽喜忘,大便苦难,或时鸭溏,口内生疮"又如"忧愁思虑伤心,心伤,苦惊,喜忘善怒"。故用神过度,长思久虑,则易耗伤心血,损伤脾气,心神失养,或神气溃散,致多梦易惊、喜怒无常。或神志不宁,出现心悸、健忘、失眠、多梦等。

2.过逸

适当劳作,气血才能通畅,阳气得以振奋。四体不勤,神机不用,又复奉养过度,因其正气不运,故身体机能多虚弱,故清·汪宏曰:"逸则多弱"。

(1)形体过逸:久坐久卧,脏腑形体机能减退,气机壅滞,阳气失于振奋,正气不足,久则进一步影响血液运行和津液代谢,内生瘀血、痰浊、水湿等,散逸于四肢血脉、经络孔窍,轻则气机受阻、周身困重、心悸气短,重则痰瘀互结、痹阻胸阳,发为胸闷、胸痛等症。

(2)神志过逸:若心气收敛太过,神情淡漠,思维迟钝,则心血运行缓慢,加之阳气不振,可致神气衰弱,常见精神萎靡、健忘、反应迟钝等。

(3)奉养过度:过食肥甘厚味,贪逸少动,水谷精微积聚于脾胃,日久化生痰饮湿热,阻滞心脉,导致胸痹心痛等严重病证。

(五)素禀虚弱

不同的人先天有差异,禀赋有强弱,而禀赋来自父母,即先天人所禀受的"精"与"气"等物质基础,而且还有"神""理"等生命功能。《灵枢·本神》云:"故生之来谓之精,两精相搏谓之神。"先天禀赋不足或遗传因素在发病中起着重要的作用。先天禀赋不足,则气血不充,荣卫不和,精神不济,脏腑功能低下,以致心之本脏失强,一旦受袭,易发为心病。故《灵枢·天年》曰:"以母为基,以父为楯,失神者死,得神者生也……血气已和,营卫已通,五脏已成,神气舍心,魂魄毕具,乃成为人。"多因于受孕妊娠之时,父母身体虚弱或身心有疾,胎元失养,疾病由生。心为君主之官,先天有亏,气血匮乏,君失所养,则神明无主,易为邪害,如《幼幼集成·胎病论》说:"禀心气为血脉,心气不足,则血不华色,面无光彩。"又有近亲婚配,使初生儿表现出多种异常,如先天性心脏病等。若于胎中受惊,母伤则胎易堕,子伤则脏气不和,易发痴呆、癫痫等心病,为病多端。

(六)年老体衰

中老年人,肾气自半,精血渐衰,《内经提要·天年》曰:"六十岁,心气始衰,苦忧悲,血气懈惰,故好卧。"故认为,年龄因素也是心病发生的主要因素之一。年过半百,心气不足,血脉失于气之鼓动,则气血运行涩滞不畅,发为胸痹心痛;若心阳不振,脉道失于阳之温煦,或阴寒痰饮乘于阳位,则心脉不利,发为惊悸怔忡;若肾阴亏虚,水火失济,则不能滋养心阴,阴亏则火旺,发为不寐或狂躁;若心肾阳虚,水饮凌心,则心失所养,发为心悸、心水。体虚之人因正气不足,易感受外邪,致血行不畅,故发而为病。

(七)药邪

药物本身是用来治疗疾病的,然而"是药三分毒",用药不当或长期用药,会产生诸多不良反应,即药毒。明·张景岳曰:"毒药即中药。药,谓草木虫鱼禽兽之类,以能治病,皆谓之毒。"如果药物炮制不当,或用量过大,或配伍不当,或用法不当,非助邪即伤正,一方面可使原有病情加重,或引发新的疾病;另一方面会导致中毒,重者出现昏迷乃至死亡。药物中毒或药量过大,耗伤心气,损伤心阴,甚至损伤心质,引起心悸,如附子、乌头、雄黄、蟾酥、麻黄等,或西药锑剂、洋地黄、奎尼丁、阿托品、肾上腺素等;寒热不辨,补泻误投,则正气受累,心脏功能失调,气血阴阳紊乱,均能引发心动悸、脉结代一类证候。故治病的原理当以药性之偏纠病性之偏。

(八)外伤

外伤既包括机械暴力等外力所致损伤,也包括冷冻、虫兽叮咬等意外因素所致形体组织的创伤。外力损伤可使肌肉、血脉破损而见局部青紫、肿痛,易形成瘀血,瘀阻于心,血行不畅则胸闷心痛,甚或损伤严重,损及内脏,出血过多,危及生命;冻伤多为外界阴寒太甚,御寒条件太差,胸阳不振,阴寒之邪乘虚而入,寒凝气滞,胸阳不展,血行不畅,发为胸痹、真心痛;虫兽所伤多致局部肿痛,有时还可出现头晕、心悸、恶心呕吐等全身中毒症状,甚至昏迷。

二、病机

(一)本脏病机

1.心气、心阳失调

心的阳气又称为心火、君火,具有温煦和推动作用,能促进人体正常的血液循环和促使心神振奋,进而维持人体正常的生命活动,使之生机不息。若君火虚衰,则温煦、推动功能减退,阴寒内生,则可见迟脉、心水、心悸、无脉症、多寐等病证。《灵枢·邪客》指出:"宗气积于胸中,出于喉咙,以贯心脉,而行呼吸焉。"心气与宗气相互协同,具有推动血液运行至全身的作用,并能协调心气与肺气,连接心之搏动和肺之呼吸吐纳,使心肺得以维持正常的呼吸和循环功能,故心气病变与宗气功能失调密切相关。若宗气不足,不能正常地司呼吸、行血脉,则胸闷、心悸、乏力,动则加剧;宗气郁滞,气机紊乱,阴阳气血失调,则胸闷、心痛,病情受情绪影响。心气与营卫之气在生理病理上亦具有密切联系。卫气外固,营阴内守,血脉充盈,心气充足,心阳振奋,心脉乃复。如营卫不和,汗出过多,心液外泄,常损伤心脉,且误汗或发汗过度,耗散营卫,每致心阳受损而见心动悸、脉结代等症。心气、心阳失调在心系疾病中主要表现为各种原因导致心气不足、心阳不振、心阳暴脱等,以虚为主,如心气不足,鼓动脉搏无力,血行迟缓,则可见迟脉;心阳不振,心神失养则心悸;心阳暴脱,寒凝血瘀,血脉不畅则真心痛。与此同时,各种致病因素导致心阳偏盛,或其他脏腑功能失调,致使心阳偏盛,亦为心系疾病的重要病机。因此,心气、心阳失调是心系疾病发生的根本病机之一。

2.心血、心阴失调

心为五脏六腑之大主且主血脉,《素问·五脏生成篇》云:"心之合脉也……诸血者,皆属于心。"心血有广义、狭义之分。广义心血包括心精、心血(狭义)、心阴,虽功在滋养濡润,但又各有不同。心精即藏于心中之精,往往溶于心血之内,化生心血。心精是神志活动的物质基础,若各种致病因素耗伤心精,心精不足,不能濡养心神,则可见健忘少寐,惊悸怔忡,神志涣散,悲伤欲哭。狭义心血是指流经于心并行于脉,色赤稠厚者,与西医学的血液相似。心血充足则精神振奋,精力充沛,活动敏捷,神志清楚。若思虑过度,心血暗耗,心血不足,心神失养,脉道不充,则可表现为心悸、不寐、健忘、脏躁、迟脉、无脉等;若情志郁结,气机不畅,气血运行不利,心血瘀阻则可表现为胸痹心痛、真心痛、五脏心痛等。心阴是心气的滋养、宁静、沉降等功能的表达,由心精中属阴的部分所化,能够抑制心火,防止心火亢盛,维持阴阳协调平衡。若情志不遂,肝郁化火,耗伤心阴,心阴不足,虚火上炎,影响心主神志功能,则可见心悸怔忡、虚烦不得寐等。心主一身之血脉,在生理情况下,心脏的功能正常,气血运行通畅,则脉搏节律调匀,和缓有力,否则脉搏便会出现异常改变,如心阳不振或痰湿瘀阻,脉道不利,血液不畅,则可见面色晦暗,唇舌青紫,心前区憋闷和刺痛,脉象迟、结、代、促、涩等。心血、心阴失调在心系疾病中主要表现为心血不足、心阴亏虚、血脉瘀阻、心脉痹阻等。心主脉,各种病理产物如痰湿、湿浊痹阻脉络,血脉不利,亦为心系疾病的重要病机之一。

(二)他脏病机

1.脾胃功能失调

脾胃同居中焦,以膜相连,为"后天之本""气血生化之源"。脾体阴而用阳,喜燥恶湿,以升为健,胃体阳而用阴,喜润而恶燥,以降为和,两者纳化相得,升降相因,燥湿相济。《素问·太阴阳明论》曰:"脾者土也,治中央,常以四时长四脏。"《素问·玉机真脏论》曰:"脾脉者土也,孤脏以灌四傍者也。""持中央,运四傍"就是围绕中央脾胃的特性与生理功能,结合脾胃和其他脏腑、经络、气血、津液等生理病理联系,治疗与脾胃相关的各种疾病。"怡情致,调升降"即和悦情志、调畅气机,强调了肝和脾的关系,治病时注重"怡情致"以调肝,"调升降"以恢复脾升胃降的功能。"顾润燥,纳化常"是从脾胃的特性和生理功能来阐述调理脾胃的方法,"顾润燥"即照顾"脾喜燥恶湿、胃喜润恶燥"的生理特性,"纳化常"即脾主运化和胃主受纳的生理功能,只有脾胃润燥相宜,才能纳化正常。医家认为脾胃失调,纳化失常,或升降失和,或气血亏虚,或心胃同病,是多种心系疾病的重要病理机制。

2.肺、肝胆、肾脏腑功能失调

肺、肝胆、肾脏腑通过经络直接或间接与心脏相连,在生理病理上与心脏存着密切联系。感受外邪、情志失调、久病体虚等各种致病因素导致肺、肝胆、肾脏腑功能失调时,常可波及于心,影响心主血脉和心主神志功能,导致多种心系疾病发生。因此,心肺功能失调、心肝(胆)功能失调、心肾功能失调,亦为心系疾病的常见病理机制。

(三)其他病机

1.痰湿

水湿浸淫,脾土受困,或脾胃纳运功能失调,水液代谢障碍,形成湿证。饮食结构不合理,细粮、高能量饮食比重过大,肥甘厚味太过则伤脾胃。肥厚之品黏腻滞浊易生湿热,甘味性缓使气机滞留,脾胃升降失司,清阳不升,浊阴不降,津液失于散布,聚而成湿。脾胃纳化失常则"脾虚不分清浊,停留津液而痰生"(《证治汇补》)。水谷不能正常化生精微为机体所用,反而酿湿成痰,痰性属阴,为病理产物,乃湿聚所成,非但不能营养机体,反而黏腻滞浊,容易化积,与瘀血并行。痰湿阻碍气机升降,影响气血正常运行,心脉痹阻,血脉不利,则可表现为胸痹心痛;痰湿郁久化热,痰热上扰心神,心神不宁则心悸怔忡、不寐。

2.水饮

水饮的形成乃因外伤寒湿、饮食不节、劳欲久病等致肺、脾、肾三脏的气化功能失调,肺之通调涩滞,脾之转输无权,肾之蒸化失职,津液不得运化输布所致。三脏之中,脾运失司,又首当其冲。因脾阳一虚,水谷精气不能运化,上不能输精以养肺,下不能助肾以制水,必然导致水液停滞中焦,流溢四末,波及五脏。水饮的生成除与脾胃关系密切外,尚与肾的蒸腾气化有直接关系,脾阳根于肾阳,"脾胃之腐化,尤赖肾中一点真阳蒸变,"(《张聿青医案》),肾之蒸腾气化功能直接影响脾运化水饮的功能;所以《景岳全书·痰饮》认为:"五脏之病,虽皆能生痰饮,然无不由于脾肾。"在临床上,脾肾阳虚,水饮内生,心阳不振,凌心射肺,则致心悸;心肾阳虚,水饮泛溢四肢肌肤,则可表现为心水。

3.瘀血

瘀血是血液运行不畅,阻滞于脉中,或溢于脉外,凝聚于某一局部而形成的病理产物。瘀血为有形之邪,停积体内,不仅丧失了血液的濡养作用,而且常常阻滞气机,导致气机升降失常,可出现血瘀气滞、气滞血瘀的恶性循环。肺失宣肃,心脉血行不畅,可发为肺心痛;由于情志失调、体虚劳倦、六淫邪客等致气血逆乱,肝胆功能失调,筋脉失于濡养,心脉挛急而发为肝心痛或胆心痛;肾之阴阳虚损,使心君失于濡养温煦,而致心脉痹阻,则发为肾心痛;各种因素导致脾胃功能受损,脾土受邪、胃气上逆,从而导致心胸憋闷疼痛,发为胃心痛;瘀血阻滞,血脉不利,则可发为无脉症、脉痹。

第二节　临床症状

一、心悸

(一)临床表现

患者自觉心跳或心慌,心脏跳动快速、不整或搏动有力,常伴有心前区不适。

甚至心跳不能自制,称为怔忡。客观检查可见心跳频率过快、过缓或不齐。任何引起心律、心率或者心肌收缩力改变的因素都可以引起心悸。心脏活动过度、神经敏感性、心律失常、焦虑、紧张、注意力集中等也能引起心悸。

(二)检查要点

应仔细询问患者心悸的发生是否与体力活动、精神状态及应用药物等因素有关。心悸发作时间的长短、心悸发作时患者的主观感觉。观察心悸发作和好转的规律,心悸发生时心率和心律的特征,诱发及缓解的规律,有无心脏以外的其他疾病。如贫血、甲状腺功能紊乱等。

(三)常见病症

心悸可见于心脏各种病症。

二、呼吸困难

(一)临床表现

患者主观上感觉空气不足,呼吸费力,客观上患者有力呼吸,呼吸肌和辅助呼吸肌均参与呼吸运动,通气增加,呼吸频率、深度与节律都发生改变。呼吸困难是呼吸功能不全的一个重要症状,是患者主观上有空气不足或呼吸费力的感觉;而客观上表现为呼吸频率、深度和节律的改变。

(二)检查要点

1.劳力性呼吸困难

劳力性呼吸困难开始仅在剧烈活动或体力劳动后出现呼吸急促,如登楼、上坡或平地快走等活动时出现气急。随肺充血程度的加重,可逐渐发展到更轻的活动或体力劳动后,甚至休息时,也发生呼吸困难。

2.夜间阵发性呼吸困难

夜间阵发性呼吸困难通常入睡并无困难,但在夜间熟睡后,突因胸闷、气急而需被迫坐起。患者在安静情况下也感到呼吸困难,平卧时尤为明显,故常被迫采取端坐卧位或半卧位以减轻呼吸困难的程度。这是心力衰竭更为严重的表现,出现端坐呼吸提示心力衰竭已有明显肺淤血。

3.急性呼吸困难

急性呼吸困难是呼吸功能不全的一个重要症状,是患者主观上有空气不足或呼吸费力的感觉;此症状发病较急,患者表现出呼吸难受,而客观上表现为呼吸频率、深度和节律的改变。

(三)常见病症

呼吸困难多见于各种原因所致的心力衰竭。

三、咳嗽和咯血

(一)临床表现

患者可表现为干咳无痰,或咳嗽咳痰,或痰中带血,或咳吐粉红色泡沫痰,少数可大量咯血。

(二)检查要点

患者表现为干咳时,要考虑肺静脉高压或异物压迫气管等情况;咳嗽有痰时,应注意观察痰中带血与否,病变是由肺及心,还是由心及肺。

(三)常见病症

干咳多为肺静脉高压或异物压迫气管所致;咳嗽有痰或痰中带血者可见于肺水肿、二尖瓣狭窄、肺梗死、先天性心脏病、肺动脉高压、主动脉动脉瘤破裂等。

四、胸闷胸痛

(一)临床表现

患者可有自觉左胸压榨痛、闷痛、隐痛等表现。常常向后背、左臂内侧、牙齿等处扩散,持续时间长短不一,一般不超过 30 分钟。

(二)检查要点

注意辨别是胸闷还是胸痛;疼痛的部位、性质、时间、诱发及缓解因素等,应与呼吸系统的胸痛相互鉴别;辨别缺血性胸痛和其他心脏病所致的胸痛。

(三)常见病症

缺血性胸痛主要有心绞痛和心肌梗死,其他心脏病所致的胸痛有肺动脉高压、急性心包炎、肺梗死、心脏瓣膜病等。

五、发绀

(一)临床表现

发绀是指皮肤黏膜呈现青紫色或紫蓝色的现象。在皮肤较薄、色素较少、毛细血管网较丰富的循环末梢,如口唇、鼻尖、颊部、耳郭和牙床等处最易看到。

(二)检查要点

1.局部血液循环不畅

血液在局部停留时间长,氧被大量地消耗,局部可出现发绀,如暴露在寒冷环境中,血管遇冷收缩,局部血液循环不畅,唇、耳、鼻尖、手指和足趾处可出现发绀。阵发性肢端动脉痉挛病时,四肢肢端血管收缩,可引起手指和足趾的发绀。

2.心力衰竭和休克

心力衰竭和休克时心脏排出的血液减少、血液循环缓慢、静脉里血液郁积，尤其肺里的瘀血可以阻碍血红蛋白的氧合，同时血液经过周围组织时氧的消耗又增多，所以血里还原血红蛋白多，产生发绀。

(三)常见病症

发绀常见的病症有心力衰竭、休克、先天性心脏病等。

六、头痛

(一)临床表现

通常将局限于头颅上半部，包括眉弓、耳轮上缘和枕外隆突连线以上部位的疼痛统称头痛。有轻有重，疼痛时间有长有短。疼痛形式多种多样，常见胀痛、闷痛、撕裂样痛、电击样疼痛、针刺样痛，部分伴有血管搏动感、头部紧箍感及恶心、呕吐、头晕等症状。继发性头痛还可伴有其他系统疾病症状或体征，如感染性疾病常伴有发热，血管病变常伴偏瘫、失语等神经功能缺损症状等。头痛依据严重程度而产生不同危害，头痛严重时可使患者丧失生活和工作能力。

(二)检查要点

头痛病因繁多，神经痛、颅内感染、颅内占位病变、脑血管疾病、颅外头面部疾病；以及全身疾病如急性感染、中毒等均可导致头痛。发病年龄常见于青年、中年和老年。首先区分是原发性或是继发性。原发性头痛多为良性病程，继发性头痛则为器质性病变所致，任何原发性头痛的诊断应建立在排除继发性头痛的基础之上。头痛病因复杂，在头痛患者的病史采集中应重点询问头痛的起病方式、发作频率、发作时间、持续时间、头痛的部位、性质、疼痛程度、有无前驱症状及有无明确的诱发因素、头痛加重和减轻的因素等。同时，为更好鉴别头痛病因及性质，还应全面了解患者年龄、性别、睡眠、职业状况、既往病史、伴随疾病、外伤史、服药史、中毒史和家族史等情况对头痛发病的影响。

(三)常见病症

头痛多由高血压，嗜铬细胞瘤，肢端肥大症，脑出血，短暂性脑缺血，大动脉炎，系统性红斑狼疮，结节性动脉炎，以及多种心血管药物所致。

七、眩晕

(一)临床表现

患者感到周围物体旋转或患者本身在旋转，如起伏波动感、不稳感、摇摆感、头重脚轻感等。

(二)检查要点

1.真性眩晕

真性眩晕(周围性、前庭外周性)呈阵发性的外物或本身的旋转、倾倒感、堕落感,症状重,多伴有明显的恶心、呕吐等自主神经症状,持续时间短,数十秒至数小时,很少超过数天或数周者,多见于前庭外周性病变。

2.假性眩晕

假性眩晕(中枢性、脑性)为外物或自身的摇晃不稳感,或左右晃动或前后晃动,注视活动物体时,或嘈杂环境下加重。症状较轻,伴发自主神经症状不明显,持续时间较长,可达数月之久,多见于脑部和眼部等疾病。

(三)常见病症

(1)心源性眩晕:常见于心律失常、心脏功能不全等。

(2)肺源性眩晕:可见于各种原因引起的肺功能不全。

(3)眼源性眩晕:常见于屈光不正、眼底动脉硬化、出血及眼肌麻痹等。

(4)血压性眩晕:高血压或低血压均可引起眩晕。

(5)其他:贫血、颈椎病、急性发热、胃肠炎、内分泌紊乱及神经官能症等均可引起头晕。

八、水肿

(一)临床表现

水肿是全身气化功能障碍的一种表现,与肺、脾、肾、三焦各脏腑密切相关。依据症状表现不同而分为阳水、阴水两类,常见于肾炎、肺心病、肝硬化、营养障碍及内分泌失调等疾病。

(二)检查要点

询问病史可获得有关水肿病因分析、发病过程、诊断、鉴别诊断、治疗及预后等资料。除询问一般病史资料外,对于水肿患者应注意追问以下情况:①过去有无淋巴性水肿的发展情况,是持久性或间歇性,目前是趋向好转或恶化;②水肿出现的部位,是全身性还是局限性,如为全身性则应注意询问有无心脏病、肾脏病、肝脏病、营养不良及内分泌功能失常等病史;如为局限性则往往与炎症、感染、创伤、手术、肿瘤、血管疾病和变态反应有关;③最近有无接受过某些制剂或药物治疗,如大量盐水注射、肾上腺皮质激素、睾酮、雌性激素等。

(三)常见病症

右心功能不全所致心源性水肿,最先出现于身体低垂部位。立位、坐位时,先出现足踝部位水肿;仰卧位时,则水肿先在骶部出现。肝硬化所致水肿,主要表现为腹水。肾性水肿表现为晨起时眼睑水肿,也可波及颜面部,当病情加重时,可出现全身性水肿。

九、晕厥

(一)临床表现

晕厥常表现为突然意识丧失、摔倒、面色苍白、四肢发凉,并无抽搐、舌咬破和尿失禁,晕厥常有悲哀、恐惧、焦虑、晕针、见血、创伤、剧痛、闷热、疲劳等刺激因素。

(二)检查要点

应询问晕厥前的情况,包括有无先兆晕厥时意识障碍,其程度和持续时间的长短,以及当时是否有面色苍白。排尿、排便、咳嗽、失血、脱水也可为诱发因素。应了解发作时的体位和头位,由卧位转为立位时常发生直立性低血压晕厥,颈动脉窦过敏性晕厥多发生于头位突然转动时。

(三)常见病症

晕厥常见于各种心律失常,冠状动脉粥样硬化性心脏病,主动脉或颈动脉高度狭窄等。

第三节 诊 断 方 法

一、望诊

(一)望神志

神的含义有二:一是指一切生理活动、心理活动的主宰,又称神机,《灵枢·本神》云:"故生之来谓之精,两精相搏谓之神",《素问·五常政大论》云:"根于中者,命曰神机,神去则机息",均是指此而言。二是指生命活动的外在体现,包括意识、思维、情感等精神活动,又称之为精神、神明、神光,《素问·灵兰秘典论》曰:"心者,君主之官也,神明出焉",《素问·本病论》曰:"神既失守,神光不聚",即指此而言。志指情志,是人对外界刺激做出的心理、情志和思维等方面的反映。观察神志可以了解心的功能强弱和精气血的盛衰。

1.得神

得神的临床表现:形气相应,双目明亮,面色荣润,肌肉不削,神志清晰,表情自然,呼吸平稳,反应灵敏,体态自如,是心能正常行使其功能的表现。《景岳全书·神气存亡论》将其概括为"诊病以形言之,则目光精彩,言语清亮,神思不乱,肌肉不削,气息和平,大小便如常,若此者,虽其脉有可疑,尚无足虑,以其形之神在也。"

临床见得神的表现提示心气充盈、脉络通畅,为健康的表现,或虽病而正气未虚,病情较轻,预后较好。《内经提要·天年》有云:"得神者生也。"

2.失神

失神的临床表现:形气不符,双目晦暗,面色暗淡,肌肉削脱,精神萎靡,表情淡漠,呼吸急促浅表,动作迟钝,甚至出现强迫体位。《医宗金鉴·四诊心法要诀》指出"神藏于心,虽不可得而识,然外候在目,视其目光晦暗,此为神短病死之候也;若目睛清莹,了了分明,此为神足不病之候也""谵言妄语,不别亲疏,神明失也"。故察神的得失是判断心气的盛衰、疾病的轻重和预后吉凶的重要内容。

临床上厥病、中风、高热等疾病的昏迷阶段可见神志不清、烦躁谵语、面赤气粗、面色晦暗、表情淡漠,甚至抽搐等失神的表现,《灵枢·天年》亦说:"失神者死"。

3.假神

假神的临床表现:正虚久病的危重患者,精气本已极度衰竭,突然出现某些神气暂时"好转",欲见亲人,言语不休,或食欲突然暴增、两颧泛红如妆等,并非病情得到缓解。假神的出现是因脏腑精气极度衰竭,正气将脱,阴不敛阳,虚阳外越,阴阳即将离决所致,表现出一时"好转"的假象。古人比作"回光返照""残灯复明",是危重患者的临终征兆。

临床上胸痹神昏、中风昏厥等重症患者晚期偶可见假神征象。

4.神乱

神乱的临床表现:患者焦虑恐惧,狂躁不安,妄作妄动,淡漠痴呆,胡言乱语,弃衣而走,登高而歌,登垣上屋,打人毁物。临床上多见于癫、狂、痴、痫等患者。其病因与强烈的精神刺激、头部外伤、火热邪气侵袭有关,病位多在心、脾、肝等脏腑,多与火热、痰热、瘀血等邪气有关。《杂病源流犀烛·癫狂源流》认为:"癫狂,心与肝胃病也,而必夹痰夹火。癫由心气虚有热;狂由心家邪热,此癫狂之由。癫属腑,痰在包络,故时发时止;狂属脏,痰聚心主,故发而不止,此癫狂之属。癫之患虽本于心,大约肝病居多;狂之患固根于心,而亦因乎胃与肾,此癫狂兼致之故。"

（二）望面色

面部是脏腑气血的外荣,为经脉所聚。《灵枢·邪气脏腑病形》说:"十二经脉,三百六十五络,其血气皆上于面而走空窍。"心主血脉,其华在面,故面部的血脉丰盛,为心之气血所荣,心之疾病皆可通过面部色泽的变化而反映于外,因而心病的望色以面部为主要部位。面色可分为常色和病色两类。

1.常色

华人的正常肤色应是红黄隐隐、明润含蓄,由于先天禀赋、体质迥异,后天环境的影响可有较大的个体差异,均不作病态论。《望诊遵经》将正常肤色概括为光明润泽,《四诊抉微》则说:"内含则气藏,外露则气泄。"

2.病色

病色即人体在疾病状态时的面部色泽。病色晦暗、暴露,面部皮肤枯槁而无光泽,面色异常显露于外。如中风患者见面赤身热,即为病色外现,西医所讲的二尖瓣面容出现面颊暗红、口唇青紫,即为真脏色外露。

《灵枢·五色》认为,以五色分五脏,则"青为肝,赤为心,白为肺,黄为脾,黑为肾";以五色反映疾病性质,则"黄赤为风,青黑为痛,白为寒"。运用五色变化诊察疾病的方法,即五色主病,或称"五色诊"。五色与五脏统一,于五行学说中,如赤为心色,属火。《灵枢·五色》云:"以五色命藏……赤为心。"其人红光满面,或"赤如鸡冠",或"赤欲如帛裹朱"(《素问·脉要精微论》),均为健康之象。若"赤如衃血""如赭",暗无光泽,为病危之状。而面红如妆、满面通红、两颧潮红等,皆为病态,或为实热,或为虚热,或为虚阳浮越,必须详辨。

(三)望舌

舌的血络最为丰富,与心主血脉功能关系密切。舌的灵活运动可使人正常发音讲话,形成语言,又与心主神明功能相关。因此,舌象可反映心的功能状态,而心为五脏六腑之大主,主宰全身脏腑气血,故舌象又能反映心的正气盛衰、病邪深浅、病势进退、疾病的转归和预后等。正常舌体为形态正常,无缩、纵、卷、萎、歪、胀、强、裂等变化,亦无出血、疮、疔等异见,色泽红润,不胖不瘦,不滑不枯,柔软灵活,能辨五味。心病常见舌象如下所示。

1.舌纵

患者舌体长伸,伸出口外不能自主收缩。《望诊遵经》谓:"舌出不能收,及不能语者,心绝也。"

2.舌卷

患者舌体上卷,不能伸展,转动不灵,语言不清。《素问·脉要精微论》云:"心脉搏坚而长,当病舌卷不能言。"

3.舌萎

患者舌体瘦小，并不能自由调动。可因心脾两虚、气血不足以奉养于舌而致。

4.舌歪

患者伸舌可见舌尖或舌体偏向一侧，或左或右，不能居正。多见于中风，亦见于心气大亏之重症。

5.舌麻

患者舌头有麻木的感觉。多为心脾血虚，"营气虚则不仁"，营血不能上充于舌之故。

6.舌衄

患者舌上非外伤性出血。多因心火亢盛，迫血妄行，可兼见舌尖红赤或起芒刺。

7.舌肿

《医学摘粹·杂证要法》曰："舌之疼痛热肿，专责君火之升炎。"多由舌生疮痈、舌光剥、舌碎裂、舌尖红刺所致。内热者症见口渴心烦、小便短赤，治宜泻火解毒，用黄连解毒汤合导赤散；阴虚者，舌干燥、喉痛声嘶，治宜养阴清热，用清咽润燥汤。

8.舌强

患者伸舌运动不灵活、不柔和，呈强硬状，且伴有语言謇涩。《张氏医通·中风门》云："肥人舌根强硬，作痰湿治；瘦人舌根强硬，作心火治。"

9.舌裂

患者舌体有裂纹，少者一二条，多者纵横交错如龟纹。由心火上炎、化燥伤津或阴虚热盛所致。唐·孙思邈又称之为"舌破"，《千金要方·心脏脉论》谓："肉热口开，舌破咽塞。"

10.舌疮

患者舌体表面出现一个或多个溃疡点，又名红点舌、坐风舌。《证治准绳·口疮》云："心脉布舌上，若心火炎上，熏蒸于口，则为口舌生疮。"舌疮还有红、白之分，需结合四诊互参详辨。因心胃积热熏蒸，或胎毒上冲所致者，症见舌上生疮、舌裂舌肿、时流鲜血、口臭便秘、脉实有力，治宜泻火解毒，用黄连解毒汤合导赤散；若虚火上炎者，多久治不愈、疮破成窟、四肢倦怠、脉虚大，治用补中益气汤。

11.舌颤

患者伸舌时舌体颤动不定，不能控制，又称战舌。多因内风或酒毒所致。舌淡红或淡白而蠕蠕微动,多属心脾两虚、血虚生风。《四诊抉微·望诊》曰:"舌红而战动难言者,此心脾虚也,汗多亡阳者有之。"

12.吐弄舌

患者舌体动如蛇舐,反复吐回或吐而不回,调动不停。《中医临证备要》曰:"小儿时时伸舌,上下左右,有如蛇舓,多因心胃蕴热,挟有肝风。"

13.重舌

患者舌下肿起如又生一小舌,或兼见下颌部肿起,属心脾热盛。

14.舌菌

患者舌体上生恶肉,或如豆大,或如鸡冠,外表红烂无皮,属心脾郁火或肝郁化火。

15.舌起芒刺

患者舌体上有大小不一、多少不等的刺,为热极之象。邪热越盛,芒刺越多,一般多为胃实热。有时也可根据芒刺所生部位区分邪热所在,如舌尖芒刺为心热,"舌起红紫刺,心经热极,又受疫邪熏蒸而发也"(《辨舌指南》);舌中芒刺为脾胃热;舌边芒刺为肝胆热。

16.舌红绛

患者全舌深红如绛紫。《辨舌指南》说:"凡邪热传营,舌色必绛。绛,深红色也。心主营,主血,舌苔绛燥,邪已入营血。"

17.舌生瘀斑

患者舌上生出青而带黑的斑点,为瘀血停积所致。多见于胸痹、真心痛等病证。

18.杨梅舌

患者全舌鲜红,上有较大红点,状如杨梅。见于温毒入于营血。

需要明确,上述舌象变化,不仅见于心病,亦可见于其他脏腑病变。因此,应当四诊合参,综合分析,方能正确诊断。

二、闻诊

(一)谵语

谵语指阳明实热或温热之邪入于营血,热邪扰及神明时,患者出现神志不清、语无伦次、声高有力、胡言乱语的重症。实证为多,见于伤寒阳明腑证、蓄血证、热入心包证等。始见于《伤寒论》,《素问·热论》称其为"谵言",《诸病源候论》谓之"谬语"。谵语的诊断要点是神志不清、胡言乱语,常由高热引起。妇科病热入血室、产后等亦可见谵语。

(二)郑声

郑声指重病患者因心气内损,精神散乱,而出现神志不清,不能自主,语言重复,语声低怯,断续不成句的垂危征象。始载于《伤寒杂病论》,后世如《伤寒明理论》《东垣十书》《全生集》《普济方》等医籍均有记载。郑声的诊断要点是神志昏沉、语言重复、语声低沉、不相接续,属疾病晚期,是心气内损、精神散乱的危重阶段。

郑声与谵语的鉴别:谵语表现为神志不清,言语无论,声高有力,多为实热证;而郑声则为疾病晚期,病情危重,精气内夺,故其声必低,其气必短,其色必萎,其神必疲,自言自语,或呼之不应,问之不知,属神虚范畴。《伤寒论辨阳明病脉症并治》所谓:"夫实则谵语,虚则郑声。郑声者,重语也。"

(三)狂言

患者精神错乱,失去理智,语言粗鲁狂妄,多因情志不遂,气郁化火,内扰神明所致,多属阳证、实证。

(四)错语

患者神志清醒而言语错乱、说后自知言错,多为心气虚怯,精神不足。

错语与谵语、狂病鉴别:谵语和狂病皆表现有语言错乱。但谵语常发生于高热之后,患者神志昏糊;而错语是在无热情况下,患者精神恍惚或清醒;狂病是骂詈不避亲疏,且有弃衣登高狂越的现象,与单纯语言错乱仍有不同之处。

(五)独语

患者自言自语,喃喃不休,逢人则止,多属心胆气虚之证,常见于癫病、郁病。

(六)言迟

欲言而稽迟,多属风痰为病,或中气不足、心窍不利。

(七)言謇

神志清楚,吐字不清,语言謇涩,多见于中风,为风痰内热或心火亢盛。

三、问诊

(一)问情志

中医学把人的情志精神活动归纳为"五志""七情",并分属五脏所主。但心主神明,为五脏六腑之大主,故从整体观而言,人的情志活动主要由心所主。询问患者情志异常与否对于了解患者的情绪状态、判断相关心系疾病、及时进行心理疏导具有重要意义。问情志主要通过询问患者的主观体验,同时注意观察患者的面部表情、姿势、动作等加以综合判断,并根据情绪反应的强度、持续时间和性质等确定患者是否存在情志的异常。

1.善喜

善喜是以未遇喜乐之事,或非高兴之时,而喜笑不休、狂笑不止、独自发笑、喜乐失常为主要临床表现,今又称之为"微笑强迫症",为心神病变中常见病证之一,好发于女性。《素问·调经论》谓:"神有余则笑不休",《灵枢·本神》谓:"心气虚则悲,实则笑不休",不仅说明善喜为心有实邪所致,而且指出本证的危害,如"喜则气缓""喜伤心"等。此症状一般是在情志因素的刺激下突然发病,喜为主要情志刺激因素。其病机有二:一是火邪上扰,神明错乱,主要见于心火炽盛或痰火扰心;二是精血亏损,神明失养,主要为年迈之人,肾精亏损,不能生髓养脑,心脑失健,神明失用。临床多见于癫狂、痴呆、脏躁等病证。

2.善怒

善怒是指无故性情急躁、易于发怒、不能自制的症状,又称"喜怒""易怒"。怒为肝志,病多在肝,亦与心有关。《素问·调经论》云:"肝藏血……血有余则怒""血并于上,气并于下,心烦惋善怒"。怒为实证,但怒气伤肝及心,心肝血虚则变为虚证而善恐。

3.善忧思

善忧思是指未遇忧愁之事,而经常反复思虑绵绵、忧郁不解、闷闷不乐的症状。思为脾志,忧思伤脾,并且伤心。《素问·痹论》云:"淫气忧思,痹聚在心。"《杂病源流犀烛》云:"思者,脾与心病。"多由于过度的劳心或精神刺激,心怀不舒,或疑难欲解,终日思虑,致气滞不畅。《灵枢·本神》谓:"愁忧者,气闭塞而不行。"《普济方》认为"多思气结"。其辨证要点是善忧思,兼见气机不利之胸脘满闷、脾失健运之不欲饮食,甚则无饥饿感及因过度思虑而失眠等。善忧思在临床上以精神因素致病居多,常见于郁证、百合病等病证,药物治疗的同时须配合精神疗法。

4.善悲

善悲是指未遇悲哀之事,经常悲伤欲哭,不能自制的症状。《灵枢·五邪》称为"喜悲",《金匮要略》称为"喜悲伤欲哭"。悲为肺志,但与心肝亦有关系。《素问·宣明五气》曰:"精气并于心则喜,并于肺则悲。"《灵枢·本神》曰:"心气虚则悲""肝悲哀动中则伤魂"。善悲以虚证居多,气血不足,脏阴内亏,致肺不藏魄、心不藏神、肝不藏魂,易表现情绪低落而善悲,多见于妇人。

5.善恐

善恐是指未遇恐惧之事而产生恐惧之感,神志不安,如人将捕之的症状。见于《素问·四时刺逆从论》等篇。恐为肾志,但与心肝亦有关系。《灵枢·经脉》

云："肾足少阴之脉……气不足则善恐。"《灵枢·本神》云："神伤则恐惧自失。"《诸病源候论》云："肝虚则恐。"总之,恐以虚证居多,乃精血不足之证,与善怒相反。《素问·调经论》谓："血有余则怒,不足则恐。"心主神,为人之大主,气血亏虚则神失所养,而致善恐。临床常见于中风后遗症等病证。

6.善惊

善惊是指遇事容易受惊吓,经常无故自觉惊慌,心中惕惕然不安的症状。又称为"喜惊"。《素问·举痛论》曰："惊则心无所倚,神无所归,虑无所定,故气乱矣。"本症与心胆气虚有关,若因事所触,心胆受损,致使胆气虚衰、心神不宁则坐卧不安、心慌怕事。辨证要点为善惊兼见气短、自汗乏力、面色㿠白、脉弱等心气不足及平素胆小怕事、遇事优柔寡断等胆虚证候。临床上多见于心悸、怔忡等病证。

(二)问主症

患者感觉最痛苦的症状,或觉察身体某部最明显的异常,称为主要症状,简称主症。主症也就是患者就诊的主要原因。主症的内容可以包括感觉异常,如疼痛、麻木、眩晕。或者功能异常,如咳嗽、便秘、呕吐等。或者是身体某部的色泽形态变化,如腹部膨胀、下肢水肿、颈部肿块等。患者的症状往往错综交杂,但有主次之分。根据患者陈述的主要症状,有目的进一步地询问病情,才能作出正确的诊断。

四、切诊

(一)迟脉、缓脉

迟脉、缓脉都是指心率较缓之脉。缓脉每息四至,迟脉每息三至。迟缓之脉可因心脏疾病而导致,如西医学所述的窦性心动过缓、心肌梗死、冠状动脉粥样硬化性心脏病、心肌病、心肌炎、完全性或不完全性传导阻滞、病态窦房结综合征、室性心律及心肌占位等。

(二)数脉、疾脉

数脉、疾脉都是指心率较快之脉。数脉每息六至,疾脉每息七八至。可见于西医学所述的心脏窦房结病变或心肌病。

(三)结脉、促脉

结脉是指脉搏较缓,时有一止,止无定数;促脉是指脉搏较快,时有一止,止无定数。结脉与促脉常见于西医学所述室性期前收缩或房性期前收缩。

(四)代脉

代脉是指脉搏时而歇止,止有定数。即西医学中心脏期前收缩有规律者,如室性期前收缩二联律、室性期前收缩三联律等。

(五)涩脉、参伍不调脉

涩脉、参伍不调脉亦为脉律失常而呈现复杂的脉象。常见于西医学的心房颤动与扑动、房室传导阻滞、窦房结传导阻滞、预激综合征等。

(六)其他脉

中医脉学中还有对"怪脉""死脉"等特殊、罕见脉象的描述,有的亦表现为心律失常,这里不再一一列举。

第四节 辨 证 要 点

一、心的实证

(一)心火上炎

1.病机概要

心主血脉,其华在面,面部色泽变化为气血盛衰的外部标志。心开窍于舌,舌乃心之苗。心经之别上系舌本,故当心阳偏亢、心火炽盛时,火势沿着心经经脉,或通过血热向上炎移,表现于头面多种实火见症。

2.主要脉证

心悸心烦,胸中闷热,面赤身热,失眠多梦,口舌生疮、口渴,或吐血,面部疮疡,尿黄便干。舌尖红赤、舌肿、舌衄、舌红绛或糜烂,脉数有力。

3.辨证分析

心火上扰于面,面部血脉充盈,血热亢盛,则见目睛红赤、满面通红、面部疮疡等症。如《素问·痿论》说:"心热者,色赤而脉络溢",心火上扰口舌,则口舌生疮、糜烂肿痛,或见舌尖红赤、舌肿、舌衄、吐舌弄舌、重舌等症。如《素问·至真要大论》说:"心热烦躁……火气内发,上为口糜呕逆,血溢血泄"。《诸病源候论·血诸病》也说:"心主血脉,而候于舌,若心脏有热,则舌上出血如涌泉。"《诸病源候论·唇口诸病》又说:"手少阴,心之经也,心气通于舌。……脏腑热盛,热乘心脾,气冲于口与舌,故令口舌生疮也。"《诸病源候论·唇口病诸候》还说:"心脾有热,热气随脉冲于舌本,血脉胀起,变生如舌之状,在于舌本之下,谓之重舌。"

(二)痰气阻心

1.病机概要

痰浊是津液失调停于体内而形成的病理产物。痰浊内停,阻滞心气,既可痹阻心脉,又可蒙蔽心神。素体肥胖,或痰湿内盛之人,因痰浊之邪久恋,黏滞难行,增加心气阻力,可使心气困顿而郁滞。气机不畅,心血运迟,渐致心脉痹阻。

2.主要脉证

心胸憋闷疼痛,心悸气短,身体困重,舌苔厚腻等症。或见抑郁不乐,表情淡漠,喃喃自语,语无伦次,神志呆滞,发为痴癫。则猝然倒仆,不省人事。手足抽搐、牙关紧闭、两目上视;或口吐涎沫、发出各种叫声,则为痫证。亦可猝发神昏,突然倒仆。痰涎风涌咽喉,可致舌强语謇喉中痰鸣。痰涎横窜经脉而见口眼㖞斜、半身不遂、舌淡苔白腻,脉滑数。

3.辨证分析

《症因脉治·胸痹》指出:"胸痹之因,饮食不节,饥饱损伤,痰凝血滞,中焦混浊,则闭食闷痛之症作矣。"《金匮要略·胸痹心痛短气病篇》曰:"胸痹不得卧,心痛彻背者,栝蒌薤白半夏汤主之。"《加批校正金匮要略心典》在注释时云:"胸痹不得卧,是肺气上而不下也;心痛彻背,是心气塞而不和也,其痹为尤甚矣。所以然者,有痰饮以为之援也,故胸痹药中加半夏以逐痰饮。"详细阐明了痰浊壅塞心肺之气而致心脉痹阻的病机。痰浊内停,随气机上逆,蒙蔽心窍,而致精神迷乱,神志不清。

(三)痰火扰心

1.病机概要

七情所伤,气郁生痰,痰郁化火;或五志化火,火热灼津,炼液为痰;或外感热病,热盛灼津,炼液为痰。均能引起痰火互结为患。痰火内盛,互相搏击。"痰得火而沸腾,火得痰而煽炽"(《证治汇补·痰症》),形成痰火交结的病机。

2.主要脉证

痰火轻扰,多见发热气粗,面红目赤,心烦不安,失眠多梦等;痰火鸱张时,则见狂躁妄动、狂暴无知、语言杂乱、骂詈叫号、打人毁物、不避亲疏等症。舌红苔黄腻,脉滑数。

3.辨证分析

痰易蒙蔽,火易逼迫,痰蒙心窍,神无所主而昏聩;火逼神明,精神错乱而妄动。如《景岳全书·杂证谟·癫狂痴呆》云:"凡狂病多因于火,此或以谋为失志,或以思虑郁结,屈无所伸,怒无所泄,以致肝胆气逆,木火合邪,是诚东方实证也,此其邪乘于心,则为神魂不守。"《证治汇补·癫狂》明确指出:"狂由痰火胶固心胸,阳邪充极,故猖狂刚暴,若有神灵所附。"由此可见,火、痰是引起心神受扰的主要因素。火常单独侵犯心神,有在气、在营、病轻、病重之辨,更易与痰相合,蒙蔽扰乱心神,胶结难解。

(四)寒凝心脉

1.病机概要

寒为六淫致病邪气,寒主收引、凝滞。寒邪内犯,凝滞心气,可引起心脉痹阻和心神蒙蔽的病机变化。

2.主要脉证

胸中气塞、短气、心胸冷痛或胸痛暴作、剧痛、冷痛,心痛彻背,背痛彻心,咳唾引痛,手足青冷,得温痛减,面色晦暗,畏寒肢冷,舌淡苔白,脉沉迟或沉紧等症。

3.辨证分析

外感寒邪,寒缩心气,心气不展,不能推动血行;寒凝血液,血行迟慢,均可导致心脉痹阻,引起胸中气塞、短气、心胸冷痛等症。如《素问·调经论》说:"寒气积于胸中而不泻,不泻则温气去,寒独留则血凝泣,凝则脉不通。"《诸病源候论·心痛诸病》亦说:"心痛者,风冷邪气乘于心也",均说明寒邪可凝滞心脉的病机。若猝然暴感寒邪,或素体阳虚,复感寒邪,阴乘阳位,心气暴缩,心脉寒凝,血瘀严重,则见胸痛暴作、剧痛、冷痛,心痛彻背,背痛彻心,咳唾引痛,手足青冷,面色晦暗等症。此乃《金匮要略·五脏风寒积聚篇》所云:"心中寒者,其人苦病,心如噉蒜状,剧者心痛彻背,背痛彻胸,譬如蛊注。"说明外寒直中,可引起心脉凝滞。寒凝严重时则为真心痛。外见"手足青至节,心痛甚,旦发夕死,夕发旦死"等症(《灵枢集注·厥论》)。对于体虚受寒者《圣济总录·胸痹·胸痛》解释说:"胸痛者,胸痹痛之类也。此由体虚挟风,又遇寒气加之,则胸膺两乳间刺痛,甚则引背胛,或彻背膂,咳唾引痛是也。"

(五)心血瘀阻

1.病机概要

思虑劳倦,曲运神机,易致心气、心阳不足,无力推动血液运行,而致瘀血内停,痹阻心脉,"心痹之因,或焦思劳心,心气受伤,或心火妄动,心血亏损,而心痹之症作矣"(《症因脉治·痹证》)。或因素体气虚,血液运行迟缓,气虚血瘀,痹塞心脉,不通则痛。

2.主要脉证

心胸疼痛剧烈,如刺如绞,痛有定处,甚则心痛彻背,背痛彻心,或痛引肩背,伴有胸闷,日久不愈,可因暴怒而加重,舌质暗红,或紫暗,有瘀斑,舌下瘀筋,苔薄,脉涩或脉结、脉代、脉促。

3.辨证分析

心主血脉,血液的正常运行有赖于心脏阳气的推动,心气不足,则血运迟缓,瘀血阻络,胸阳不展,气机不利。寒凝可导致血瘀,临床上寒瘀并见,而病发真心痛。正如《医学正传》所云:"有真心痛者,大寒触犯心君,又曰污血冲心,手足青过节者,旦发夕死,夕发旦死。"

(六)饮遏心阳

1.病机概要

心主血脉,血中含有大量津液,心阳推动血液运行全身时,亦将津液洒布全身。如心阳不振,温运失职,在伴随气血失运的同时,亦常发生水津失布,水停津阻,生饮化痰,蓄积为患的病机。或脾肾阳虚,水湿泛溢,水气上逆,凌侮心阳,此时正值心阳已衰不能布散阴弥,又可发生水气凌心的病机。一般认为,水液代谢失调,主要与肺、脾、肾三脏有关。故有"虚损之痰,总不离脾肺肾三经之不足也"(《不居集·痰证扼要》)之说,较少涉及于心。实际上心亦参加水液代谢的过程。

2.主要脉证

饮遏心阳常见心悸,气短,眩晕,心下逆满,小便不利等症状。或心胸憋闷胀痛、胸背引痛、喘息咳唾、心悸气短、舌淡胖、苔厚腻、脉弦滑。

3.辨证分析

如《金匮要略·痰饮咳嗽病脉证并治》说:"水在心,心下坚筑,短气,恶水不欲饮。"又如《伤寒明理论·悸》说:"其停饮者,由水停心下,心为火而恶水,水既内停,心自不安,则为悸也。"心下停饮,虽有水气凌心,但心脏自身阳虚是其根本,否则水气不会停留心下而致心悸。若心阳虚弱,不能充分化气行水,水停胸中,化生痰浊,发生寒痰血瘀互结的病机,引起胸痹,可见心胸憋闷胀痛、胸背引痛、喘息咳唾、心悸气短、舌淡胖、苔厚腻、脉弦滑等症。在胸痹胸痛的同时,见喘息咳唾之症,是心阳虚、寒痰与血瘀共存所致。手少阴经脉,循喉咙,挟舌本,若心阳虚衰,不能温通少阴经脉,津血运行不利,寒凝咽喉,津停血瘀,或心阳素虚又外感寒邪,寒凝津血于咽喉,均可见咽喉疼痛、喉间暗红、咳吐痰涎、声音嘶哑、舌淡苔白等症。

二、心的虚证

(一)心气不足

1.病机概要

心气不足指由外感六淫,以其暑、热、湿邪最易犯心;内伤七情,尤以忧愁思虑易损心气;病理产物停留,诸如痰饮、水湿凌心,瘀血阻络;饮食不节,嗜食辛辣烟酒、肥甘厚腻;先天不足,劳倦过度,老年体弱,久病重病,失治误治,以及其他脏腑疾病的传变,均会损伤心气。心气虚的病机主要表现为心脉失运,心神失养和宗气衰少等。

2.主要脉证

心胸阵阵隐痛,胸闷气短,动则益甚,心中动悸,倦怠乏力,神疲懒言,面色㿠白,或易出汗,舌质淡红,舌体胖且边有齿痕,苔薄白,脉细缓或结代。

3.辨证分析

心气是心功能活动的基本体现,能推动血脉,振奋精神,维持全身生命活动。早在《黄帝内经》中已正式提出"心气虚"的名称,如《素问·方盛衰论》说:"心气虚,则梦救火阳物,得其时,则梦燔灼。"《诸病源候论·心病候》专门指出:"心气不足,则胸腹大,胁下与腰背相引痛,惊悸恍惚,少颜色,舌本强,善忧悲,是心气之虚也。"这是对心气虚心脉和心神病变的全面论述。多种致病因素可导致心功能的损害而致心的气虚。

(二)心阳不振

1.病机概要

心阳虚是指阳气不足,虚寒内生。阳气有温养精神,流通血脉,活化津液等重要生理功能。故当心阳虚衰,温煦、推动、蒸腾、气化等功能失职时,其病机可表现为心神失养、心脉失温和水停津阻等。心阳虚可由心气虚进一步发展而成;或由心阴不足,久而不愈,阴损及阳而致;或由暴病伤阳,心阳严重损耗;或因先天禀赋不足,引起心阳虚衰;或因病后调养失宜,或失治误治,导致心阳不振;或由其他脏腑病症的传变,波及心阳。

2.主要脉证

胸闷或心痛较著,气短,心悸怔忡,自汗,动则更甚,神倦怯寒,面色㿠白,四肢欠温或肿胀,舌质淡胖,苔白腻,脉沉细迟。

3.辨证分析

《素问·生气通天论》说:"阳气者,精则养神"。说明阳气是精神活动的物质基础。心主神志,心阳的盛衰强弱与人的神志活动有密切关系。各种原因致使心阳受伤,均会引起心神失养,并随其虚损程度的差异表现不同的神志状态。若心阳不足,气血失供,心神失养,不能振奋,则表现为精神较差,或萎靡不振、神倦欲寐、表情淡漠、情绪不乐、嗜卧懒言、好忘多惊、卧起不安、失眠多梦等症。

(三)心阳暴脱

1.病机概要

暴病伤阳,或心阳虚进一步发展,迁延日久,心阳受到严重损伤而致衰极,阳气暴脱而亡失,心神重创,不能安泰固守于内而外越,则引起心阳暴脱。

2.主要脉证

心病日久,突然神志恍惚,意识不清,昏迷,大汗淋漓,四肢逆冷,面色苍白,呼吸微弱,口唇青紫,脉微欲绝,或脉结、脉代等。

3.辨证分析

初起可见心烦躁扰不宁之症。是因心阳暴脱,心神失养,烦乱蠢动,不得宁静所致。如《伤寒论·辨厥阴病脉证并治》云:"伤寒,脉微而厥,至七八日,肢冷,其人躁无暂安时者,此为藏厥。"其中脉微乃心阳虚,无力鼓动。躁扰不宁是心阳虚衰,心神失养,神不安泰,时时欲动,心绪难宁。随即引起精神离散,神气外脱,而见神志恍惚,意识不清,昏迷不省人事等心阳暴脱的危重症状。或心搏骤停,脉绝气脱,引起死亡。

(四)心阴亏损

1.病机概要

心阴虚的形成常由情志不遂,五志化火,气火内郁,暗耗心阴;或由久病失养,劳心过度,心营渐耗,损伤心阴;或于温热疾病,热入心营,灼伤心阴;或因呕吐下利,出汗失血,久病重病,年老津亏,失治误治,耗及心阴;或因心脏自身病变,如心火亢盛损伤,或心血不足,不能滋养,或心气、心阳不振,不能化生,均可引起心阴亏损;其他脏腑疾病的传变,如脾胃虚弱,生化不足,或肝肾阴亏,不能上养,亦可波及心阴,引起心的阴虚。心阴虚的基本病机是失于滋养;同时由于阴阳平衡失调,可引起虚热内生;严重时还可引起心阴暴脱。

2.主要脉证

心胸疼痛时作,或灼痛,或隐痛,心悸怔忡,五心烦热,口燥咽干,潮热盗汗,舌红少泽,苔薄或剥,脉细数或结脉、代脉。

3.辨证分析

心主血脉,血中阴液有润养心脉的作用。心阴耗伤,血中津液减少,或心阴不足,阴虚生热,虚火内炽,营阴被耗,血液浓缩而黏稠,血行迟慢滞涩渐致瘀阻,即所谓"阴虚血瘀"。如《读医随笔·卷三》说:"夫血犹舟也,津液水也。""津液为灼竭,则血行愈滞。"指出血中津少,血黏运迟,而致血瘀。如果心体失养,血脉不畅,则可引起心痛。心阴随血液运行于全身脏腑组织、五官九窍、四肢百骸,发挥滋养、濡润作用。心阴亏损不能滋养形体官窍,外见口鼻唇咽干燥、舌红少苔乏津、皮肤干涩、毛发枯槁的表现,内见小便短少、大便干结、脉细等症状。

(五)心血不足

1.病机概要

心血不足多由思虑过度,暗耗阴血;或脾胃失运,生化不足;或失血过多,心血减少;或温热久恋,伤津耗血;或心气先伤,由气及血;或久病体弱,失治误治所致。由于血液是心神活动的物质基础,故心血虚的病机主要表现为心神失调。此外,脉为血之府,当心血不足时,亦可见到血脉失养的病机。

2.主要脉证

心悸怔忡,失眠多梦,精神不振,反应迟钝,健忘,惊恐不安,头昏眼花,面色苍白,肢体麻木,爪甲不荣,唇舌色淡,舌体瘦薄,脉细弱。

3.辨证分析

心血不足,血不养神,心主神志的功能活动衰减,不能从事正常的精神思维意识活动,而致神气不足。常见精神不振,思想不集中,反应迟钝,健忘遗事等症。如《圣济总录·心健忘》说:"健忘之病,本属于心,血气衰少,精神昏聩,故志动乱而多忘也。"心血不足,不能养心,失于敛神,神气失守,不得安宁,心神躁动,则为心悸怔忡,惊恐不安。

第五节 特色治疗

一、调和营卫法

调和营卫法是运用具有调和营卫作用的药物治疗营卫不和病证的治法。

(一)常用药

桂枝、赤芍、大枣、甘草、生姜、黄芪、党参等。

(二)代表方剂

桂枝汤(《伤寒论》)、桂枝甘草汤(《伤寒论》)、桂枝加桂汤(《伤寒论》)、桂枝加附子汤(《伤寒论》)、桂枝加葛根瓜蒌汤(《此事难知》)、苓桂术甘汤(《金匮要略》)、加味保元汤(《回春》)、小建中汤(《伤寒论》)、炙甘草汤(《伤寒论》)、补中益气汤(《内外伤辨惑论》)、加减异功散(《普济方》)、丹参饮(《时方歌括》)、香砂六君子汤(《古今名医方论》)、桂枝甘草龙骨牡蛎汤(《伤寒论》)、桂枝加龙骨牡蛎汤(《金匮要略》)、黄芪桂枝五物汤(《金匮要略》)等。

(三)适应证

营卫不和所致之心悸、心痛、心水、真心痛、脉痹、迟脉、失眠、多寐等。

(四)注意事项

(1)调和营卫是治疗心病的常用治法之一,临床应与其他治法配伍应用,尤其是调养脾胃法。

(2)临床营卫失调之因及主次不同,表现各异,应根据临床特点恰当用药。

二、活血化瘀法

活血化瘀法是运用具有行血、活血、祛瘀作用的药物治疗瘀血病证的治法。

(一)常用药

川芎、桃仁、红花、赤芍、丹参、蒲黄、乳香、没药等。

(二)代表方剂

丹参饮(《时方歌括》)、加减桃仁承气汤(《温病条辨》)、血府逐瘀汤(《医林改错》)、复元活血汤(《医学发明》)、温经汤(《金匮要略》)、当归四逆汤(《伤寒论》)、麻黄四物汤(《医宗金鉴》)等。

(三)适应证

瘀血阻滞所致之心痛、真心痛、心痹、心水、心悸、脉痹、迟脉、多寐、失眠等。

(四)注意事项

(1)瘀血证临床有轻重之分,应恰当选用活血化瘀药的用量,不可过或不及。

(2)祛瘀药为祛邪之法,临床应用时应祛瘀而不伤正,必要时可辅以护正之品。

(3)活血化瘀药易动血、动胎,故有出血倾向者或孕妇均当慎用。

(4)根据瘀血产生原因审因论治,并结合瘀血与兼证的情况,与其他治法配合应用。

(5)结合血瘀证的临床特点,根据活血化瘀中药的性味、归经及作用特点,综合选用。

三、通脉法

通脉法是运用具有通脉畅络作用的药物治疗血脉不通或经络阻滞病证的治

法,可分为益气通脉、温阳通脉、行气通脉、活血通脉、化浊通脉等。

(一)常用药

不同通脉法以活血药为基础,分别合以温阳、益气、行气、化湿、通络之品,涉及药味较多。如桃仁、红花、川芎、丹参、赤芍、三七、延胡索、地龙、全蝎、鸡血藤等活血通络;薤白、桂枝、干姜、细辛、鹿草、荜茇、肉桂等温经通阳;人参、党参、太子参、黄芪、五爪龙等益气;柴胡、香附、枳实、枳壳、厚朴、白苏梗、石菖蒲、郁金、佛手、降香、砂仁、香橼、厚朴花、凌霄花、绿萼梅等行气开郁;苍术、砂仁、杏仁、豆蔻、茯苓、陈皮、半夏、藿香、佩兰等化湿降浊。

(二)代表方剂

血府逐瘀汤(《医林改错》)、丹参饮(《时方歌括》)、麻黄四物汤(《医宗金鉴》)等。

(三)适应证

阳虚、气虚、气郁、湿阻和血瘀所致心脉痹阻的心痛、心悸、心痹、心水、脉痹、迟脉、无脉、多寐、痛证等。

(四)注意事项

(1)通脉法所用药物多辛温燥烈,有伤阴之虞,不可过用。

(2)临床应根据脉道痹阻之因审因论治,并根据临床情况,通脉法与其他治法联合应用。

四、理气法

理气法是运用具有舒畅气机,调理脏腑作用的方药治疗气机阻滞或逆乱病证的治法。

(一)常用药

代代花、玫瑰花、佛手、香橼、厚朴、枳实、枳壳、绿萼梅、陈皮、木香、延胡索、郁金、柴胡、川楝子、青皮、香附、沉香、代赭石、旋覆花、白苏子、白苏梗等。

(二)代表方剂

四逆散(《伤寒论》)、柴胡疏肝散(《医学统旨》)、逍遥散(《太平惠民和剂局方》)等。

(三)适应证

气机郁滞或气逆所引起的心悸、胸痛、真心痛、心水、迟脉、失眠、怔忡、健忘及惊狂等。

(四)注意事项

(1)理气药多辛香燥烈,易于耗气伤阴,临床应用时应中病即止,必要时可适当配伍养阴之品。

(2)根据临床特点,结合理气药归经、性味及作用特点等,选用理气药。

(3)理气法应与其他治法配合应用。

五、通阳法

通阳法是运用具有宣通阳气的药物治疗阳气不通病证的治法。

(一)常用药

桂枝、薤白、细辛、麻黄、白酒草等。

(二)代表方剂

栝蒌薤白白酒汤(《金匮要略》)、栝蒌薤白半夏汤(《金匮要略》)、当归四逆汤(《伤寒论》)、麻黄附子细辛汤(《注解伤寒论》)等。

(三)适应证

阳气郁滞所引起的心悸、胸痛、真心痛、心水、迟脉、失眠、心悸、健忘等。

(四)注意事项

(1)临床应辨清阳气痹阻之因,审因论治,提高疗效。

(2)辨清虚实,通阳法主要是针对痰饮、湿邪、阳虚、寒盛、气滞血瘀等原因所致的阳气郁闭、气机不畅诸病证,阳气亏虚者应选用温补之法。

六、安神法

安神法是运用重镇安神药、养心安神及清心安神药治疗神志不安病证的治法。

(一)常用药

重镇安神用生磁石、珍珠母、紫石英、生龙骨、生牡蛎、代赭石、琥珀等;养心安神用酸枣仁、柏子仁、合欢皮、合欢花、夜交藤、浮小麦、淮小麦、百合、麦冬、大枣等;清心安神用莲子心、黄连、黄芩等。

(二)代表方剂

重镇安神用朱砂安神丸(《内外伤辨惑论》)、磁朱丸(《备急千金要方》)等;养心安神用酸枣仁汤(《金匮要略》)、天王补心丹(《校注妇人良方》)、柏子养心丸(《体仁汇编》)、甘麦大枣汤(《金匮要略》)、百合地黄汤(《金匮要略》)、归脾汤(《正体类要》)、养心汤(《仁斋直指方论》)等;清热除烦用温胆汤(《三因极一病证方论》)、蒿芩清胆汤(《重订通俗伤寒论》)、清心莲子饮(《郑氏家传女科万金方》)等;解郁安神用丹栀逍遥散(《方剂学》)、甘麦大枣汤(《金匮要略》)等。

(三)适应证

心神不安所引起的心悸、胸痛、真心痛、心水、迟脉、心悸、失眠、健忘、脏躁等。

(四)注意事项

(1)重镇安神药物多属金石贝壳类,易损脾胃,不可久服。素体脾胃虚弱者,应用重镇安神药时须注意顾护脾胃,必要时可配伍补脾和胃之药。

(2)肝肾功能损伤者,朱砂、紫石英等慎用。

(3)神志不安的治疗,在药物治疗的同时,还应注意配合精神心理疗法。

七、化痰法

化痰法以化痰药为主组成,具有祛湿化痰的作用,用于治疗各种痰病的方法。

(一)常用药

茯苓、瓜蒌、竹茹、白术、苍术、浙贝母、天竺黄、竹沥、半夏等。

(二)代表方剂

栝蒌薤白半夏汤(《金匮要略》)、栝蒌薤白白酒汤(《金匮要略》)、温胆汤(《三因极一病证方论》)、半夏白术天麻汤(《医学心悟》)、二陈汤(《太平惠民和剂局方》)、苓甘五味姜辛汤(《金匮要略》)、三子养亲汤(《皆效方》)等。

(三)适应证

痰浊阻滞所致之眩晕、心悸、失眠、多梦、脉痹、迟脉、心痛、多寐等。

(四)注意事项

(1)临床应用化痰法应强调审证求因,辨证施治,辨明痰之诱因,痰若因外感所致,可配合解表药同用;由内伤所致者,又应根据具体病情,配合适当药物同用。

(2)痰邪致病,临床表现多样,必须"知犯何逆,随证治之"。

(3)化痰法临床应用,不仅要着眼于痰,更要注意痰的来源,综合考虑患者的阴阳盛衰、邪正消长的情况,恰当应用化痰法。

八、交通心肾法

交通心肾法是运用具有滋肾阴、敛肾阳、降心火、安心神作用的方药,以滋阴潜阳,交通心肾,治疗心肾不交证的治法。

(一)常用药

黄连、肉桂、远志、莲子心、茯神、柏子仁、麦冬、山茱萸、阿胶、杜仲、巴戟天、菟丝子、炒酸枣仁、知母、黄柏、龙骨、川牛膝等。

(二)代表方剂

沉香交泰丸(《医学发明》)、酸枣仁汤(《金匮要略》)、黄连阿胶汤(《伤寒论》)、清心莲子饮(《郑氏家传女科万金方》)、六味地黄丸(《小儿药证直诀》)等。

(三)适应证

心肾不交所致之心痛、心悸、怔忡、头晕、失眠、健忘等。

(四)注意事项

(1)交通心肾法在临床应用中,对部分药物临床用量要求严格,不可随意变更药物配伍剂量的比例等。

(2)辨清心肾不交之因,随证施治。

九、开窍法

开窍法是运用具有通窍开闭、促进神志苏醒作用的方药,治疗邪气闭阻心窍、肺窍的治法。

(一)常用药

降香、檀香、砂仁、石菖蒲、郁金等;开肺窍用苍耳子、白芷、桔梗、前胡、半夏、陈皮、黄芩、牛蒡子、竹茹、黛蛤散、六一散、芦根等。

(二)代表方剂

苏合香丸(《太平惠民和剂局方》)、安宫牛黄丸(《温病条辨》)、至宝丹(《灵苑方》)、紫雪丹颗粒(《太平惠民和剂局方》)、苍耳子散(《济生方》)、温胆汤(《三因极一病证方论》)。

(三)适应证

凉开法适用于热邪内陷心包所见心瘅、脉痹、心痹、真心痛、多寐等;温开法适用于痰浊痹阻心窍所致之心瘅、脉痹、心痹、真心痛等。

(四)注意事项

(1)开窍法仅适用于邪气盛实的闭证,脱证禁用。

(2)开窍方药应中病即止,不可过量,以防伤正。

(3)开窍法临床适用于邪实神昏的闭证,但临证还应结合病情,配伍清热、通便、清肝、息风、辟秽等法。

(4)开窍剂都含有芳香挥发药物,剂型大多是丸、散等成药,不宜加热煎服。

十、补心法

补心法是运用补益药物治疗心虚证的治法。临床因心脏气血阴阳损伤不同,分为补心血、补心气、温心阳、滋心阴4法。

(一)常用药

补心血药用当归、熟地黄、丹参、鸡血藤、阿胶、何首乌、龙眼肉、紫河车、白芍、桑椹、大枣、枸杞子等;补心气药用人参、太子参、党参、黄芪、白术、茯苓、茯神、大枣、甘草等;温心阳药用桂枝、细辛、附子、干姜、薤白等;滋心阴药用西洋参、沙参、麦冬、五味子、女贞子、地黄、玉竹、石斛、百合等。

(二)代表方剂

补心血用酸枣仁汤(《金匮要略》)、归脾汤(《正体类要》)等;补心气用四君子汤(《太平惠民和剂局方》)、养心汤(《仁斋直指方论》)、补中益气汤(《内外伤辨惑论》)等;温心阳用苓桂术甘汤(《金匮要略》)、桂枝甘草汤(《伤寒论》)等;滋心阴用天王补心丹(《校注妇人良方》)等。

(三)适应证

心虚所致之心悸、眩晕、失眠、多梦、健忘、胸痹、脏躁、迟脉、脉痹等。

(四)注意事项

(1)临床应明辨心之气血阴阳何者为虚,恰当选用补心之方药。

(2)临床应根据气血阴阳之间的生理关系,结合病机特点,恰当选药,时机恰当,用量适宜。

(3)临床应用补心之法,防止虚不受补。

十一、燮理阴阳法

燮理阴阳法是应用阴阳平补,以阴中求阳,阳中求阴的方法,针对年老体衰,阴阳两虚,阴阳失衡之肾阴虚、肾阳虚、肾气不足、命门火衰、心肾不交等引起的临床证候。

(一)常用药

熟地黄、地黄、山药、山茱萸、枸杞、五味子、龟板、沙参、天冬、麦冬、白芍、当归、墨旱莲、女贞子、阿胶、知母、黄柏、怀牛膝、人参、西洋参、党参、太子参、菟丝子、巴戟天、淫羊藿、鹿角胶、肉桂等。

(二)代表方剂

左归丸(《景岳全书》)、右归丸(《景岳全书》)、左归饮(《景岳全书》)、加味右归饮(《胎产秘书》)、肾气丸(《金匮要略》)、六味地黄丸(《小儿药证直诀》)、杞菊地黄丸(《麻疹全书》)、济生肾气丸(《张氏医通》)、二至丸(《医方集解》)、大补阴丸(《丹溪心法》)、当归六黄汤(《兰室秘藏》)、一贯煎(《续名医类案》)、沉香交泰丸(《医学发明》)等。

(三)适应证

女性或男性更年期,或久病大病阴阳不足,气血虚弱之人出现的心痛、心悸、迟脉、眩晕、不寐、多寐、健忘、脏躁等病证。

(四)注意事项

(1)燮理阴阳法多用于中老年人更年期阶段,尤其是女性更年期,因肾气快速衰退,导致阴阳失调,主要表现为肾阴肾阳之不平衡,女性以肾阴虚居多,男性以肾气虚、肾阳虚为主。因此燮理阴阳法慎用于年轻人群及儿童,如确需使用,也要掌握用量,通常用量要明显小于中老年人。

(2)对于脾胃虚弱者而言,滋阴之品多易碍胃,出现食少纳呆,大便不畅等,因此应配伍通调脾胃之品,如枳实、陈皮、茯苓、半夏,或和胃消导之品,如炒焦的神曲、谷芽、麦芽等。

(3)补肾(阳)之品多温燥,易助热伤津、伤阴,要注意阴阳平衡,于阴中求阳,阳中求阴,不可一味蛮补。

(4)中老年人肾气不足常见上热下寒,应注意此上热非实热或阴虚发热,而是由于心肾不交,肾水不能上济,心火不能下降而独亢于上所致,不宜单独大量投予滋阴寒凉之品清上焦,应配伍肉桂、黄柏等引火归原,使上下相交,水火平衡而取效。

十二、其他治法

(一)中成药

1.稳心颗粒

(1)主要成分:党参、黄精、三七、琥珀、甘松。

(2)功能主治:益气养阴,定悸复脉,活血化瘀。主治气阴两虚兼心脉瘀阻所致的心悸不宁,气短乏力,头晕心烦,胸闷胸痛。适用于各种原因引起的期前收缩、心房颤动、窦性心动过速等心律失常。

2.银杏叶片

(1)主要成分:银杏叶提取物。

(2)功能主治:活血化瘀通络,用于瘀血阻络引起的胸痹心痛、中风、半身不遂、舌强语謇;冠状动脉粥样硬化性心脏病稳定型心绞痛、脑梗死见上述证候者。

3.冠心苏合胶囊

(1)主要成分:苏合香、冰片、乳香、檀香、青木香等。

(2)功能主治:理气宽胸,止痛。用于心绞痛,胸闷憋气等症。

4.麝香保心丸

(1)主要成分:麝香、人参提取物、牛黄、肉桂、苏合香、蟾酥、冰片。

(2)功能主治:芳香温通,益气强心。用于心肌缺血引起的心绞痛、胸闷及心肌梗死。

5.通心络胶囊

(1)主要成分:人参、水蛭、全蝎、檀香、蜈蚣、蝉蜕等。

(2)功能主治:益气活血,通络止痛。用于冠状动脉粥样硬化性心脏病心绞痛证属心气虚乏,血瘀络阻者。症见胸部憋闷、刺痛、绞痛、气短乏力、心悸、自汗、舌质紫黯或有瘀斑,脉细涩或结代。

6.脑心通胶囊

(1)主要成分:黄芪、丹参、桃仁、红花、乳香、地龙、全蝎等十六味。

(2)功能主治:益气活血、化瘀通络。用于中风所致半身不遂,肢体麻木,口眼㖞斜,舌强语謇等。注意:孕妇禁用。

(二)针灸

在心血管方面,针刺的适应证主要是原发性高血压病、慢性缺血性心脏病、某些心律紊乱、下肢动脉疾病、静脉曲张等。对于急性心肌梗死,针灸可作为辅助疗法。在患者未送往专科医院之前,针灸还可能是一种有效的急救措施。

1.缺血性心脏病

(1)主穴:内关、神门、膻中、乳根、心俞。

(2)配穴:太渊、合谷、曲池、内庭、复溜、外关、中脘、通里、郄门、厥阴俞。

2.心肌梗死

(1)主穴:内关、膻中、乳根、心俞。

(2)配穴:百会、少海、内庭、神门、合谷。

(3)体穴:对心力衰竭者,可刺激人中,手三里。

(4)耳穴:心、大肠、神门、肾上腺。

3.心律失常

窦性心动过缓的情况下,可采取补法刺神门、少冲以及泻法刺巨阙、上关。心动过速取郄门,心动过缓取通里。

4.原发性高血压病

(1)主穴:百会、神门、内关、太渊、三阴交、太溪、行间、肾俞。

(2)配穴:足三里、太冲、太溪、肝俞。

(3)体穴:头晕头痛取风池;腹胀取中脘、丰隆;体虚无力取足三里、三阴交;失眠取百会;头昏,眩晕取百会、翳风、四神聪、耳门、听宫、听会。

(4)耳穴:神门、皮质下、交感、肾上腺、高血压点等。

5.低血压

(1)主穴:外关、人中、复溜、悬钟。

（2）配穴：承光、足三里、中冲、气海、太冲、少冲、太渊、膏肓。

(三)推拿

推拿疗法属中医学传统非药物疗法之一，可加快血液循环，扩张血管，增加肌肉及全身需氧量，使血流动力学发生改变，从而对人体的心脏、血压、心率等都可产生一系列的影响，说明推拿治疗心血管疾病是有其特异性的。推拿通过对神经、血管、血流改变的调节而起到降低血压的疗效。试验研究表明，推拿可使左心室收缩力增强，扩张血管，改善冠状动脉缺血、缺氧现象，改善心功能，达到治疗冠状动脉粥样硬化性心脏病，缓解心绞痛的作用。由远端四肢向心按摩，有利于静脉回流，按摩后周围血管扩张，大循环阻力降低，心脏负担减轻，心搏充实有力，脉率次数逐渐减少，能使心动过速得到调整。现代医学研究认为，推拿可使异常的迷走神经及交感神经功能恢复正常，具有双向调节作用，达到调节心律的作用。推拿通过手法对人体肌表某一特定的穴位或部位，进行一定量的手法刺激，改变其疾病的病理生理现象，达到防治疾病的目的。推拿不仅能预防冠状动脉粥样硬化性心脏病心绞痛发作，而且对心绞痛有较好的止痛效果。

1.高血压

采用点、掐、按、捏、揉等手法，对患者的曲池、内关、风池、足三里、太冲、合谷、涌泉穴依次按摩。

2.冠状动脉粥样硬化性心脏病心绞痛

采用灵道、灵墟、屋翳、天池、心俞穴。

3.心律失常

临床上常见的心律失常有窦性心动过速、阵发性心动过速、窦性心律不齐、室性期前收缩、心房扑动、心脏传导失常等。如窦性心动过速可选哑门与风府穴；阵发性室上性心动过速可选灵墟穴；左束支传导阻滞可以先点按厥阴俞、心俞、肝俞、肾俞、膈俞，然后推揉膻中穴，最后按揉内关穴。

(四)穴位贴敷

穴位贴敷药物多选气味芳香厚重之品，有时甚至选用力猛有毒的药物。在辨证用药的基础上适当配伍芳香走窜，开窍活血如沉香、丁香、檀香、石菖蒲、冰片、麝香、花椒、白芥子、姜、肉桂等药物，以便迅速发挥疗效。腧穴选择及配伍注意事项如下。

1.辨证选穴

以脏腑经络学说为基础，通过辨证论治选取贴敷的腧穴组方，组穴不宜过多，一般不超过2~4穴。比如，涌泉穴贴敷加药物治疗心绞痛，或应用脊俞穴配穴治疗冠状动脉粥样硬化性心脏病心绞痛。如吴茱萸等研末调膏,贴敷涌泉,若肝阳上亢型配肝俞穴,瘀血阻络型配太冲穴,肝肾阴虚型配肾俞等。

2.辨病选穴

根据疾病诊断选择贴敷穴位组合,比如,胸痹心痛以膻中、心俞、至阳、巨阙等穴辨证加减进行穴位贴敷,或用硝酸甘油贴敷心前区治疗心绞痛。还可用可乐定贴片贴敷膻中、心俞、厥阴俞,治疗轻中度原发性高血压。

3.局部选穴

选择离病变组织器官最近、最直接的相应穴位贴敷,也可在患病脏腑相应的体表选择腧穴或选用相应的背俞穴。贴敷时要清洁患处,取出贴剂解开防黏膜,将胶面贴于患处,轻轻按压即可,每 24 小时更换 1 次,需要注意的是力猛有毒的药物如麝香等,禁用于孕妇贴敷。

(五)舌下含服

中医认为舌为心之苗。对于冠状动脉粥样硬化性心脏病心绞痛等疾病,可采用药物舌下含服使药物直接通过舌下毛细血管吸收入血,药物分子能顺利通过较大分子间隙,吸收完全且速度较快,起到活血通络,扩张冠状动脉等作用以迅速缓解心绞痛。目前最常用的有复方丹参滴丸和速效救心丸舌下含服。

(六)气雾剂

气雾剂是指药物的固体、液体、混悬液借助抛射剂、压缩空气或呼吸气流的驱动,以很小的雾状微粒喷射的一种剂型。主要由药物和抛射剂组成。中药气雾剂是指中药经加工而制成的气雾剂,临床上用到的中药雾化治疗在剂型上和气雾剂有类似的机制。中药气雾剂的应用有悠久的历史,我国古人就用蒸汽剂、烟熏剂、吸散等熏吸疗法治疗各种呼吸道疾病,这实际上就是原始的气雾剂。气雾剂具有剂量小,分布均匀,疗效快,使用方便等特点。吸入时可减少胃肠道不良反应,外用则避免对创面的刺激,并可用定量阀门控制剂量,具有速效和定位作用。中药气雾剂主要是用于心绞痛、哮喘、上呼吸道感染等急病治疗,改变了中药制剂只能治疗慢性疾病的传统观点。临床上有救心气雾剂、心痛气雾剂、复方丹参气雾剂等,是中医治疗急症的一条新途径。

第六节　预防与调摄

一、保养正气

保养正气要注意顺应生命规律,人的生长衰亡是自然界不可抵抗的生命规律,人类必须也只能在认识和把握这一规律的基础上,采取相应的养生措施。例如,不同年龄和性别的人,其生理变化就有显著的差异。小儿为"稚阴稚阳"之体,青壮年处于"阴阳平均"阶段,老年则处于气血衰减的时期,妇女又有经带胎产之特殊性。根据这些规律,从饮食、起居、劳逸诸方面加以相应调摄,才是正确的养生之道。

二、体育锻炼

体育锻炼对保持健康的身体素质及预防疾病有着重要作用,中医有"导引"与"吐纳"的锻炼方法。所谓"导引"是指"摇筋骨,动支节",通过有规律的呼吸,全身肢体适量运动,以达到舒利关节,调和气血,提高抗病能力,如五禽戏、太极拳等,都是在导引术的基础上发展而成的。"吐纳"是一种内养功,通过静心思念,集中精神,与特殊的呼吸方式相结合,以调节体内阴阳平衡,如气功就是这一方法的发展。患者应根据个人情况,做一些适当的活动,以提高机体的抗病能力。例如,清晨散步、打太极拳、做深呼吸运动。可增强体质,锻炼心肺功能,但锻炼时应注意量力而行,避免过分劳累。

三、饮食有节

起居有常,劳逸适度,积极休息是保持身心健康的重要护理措施。生活起居无规律,饮食、劳逸无节制,就会削弱机体的抗病能力。这里的"饮食有节"的"节"指节度与节制,要求饮食要有规律,即定食定量,不过饥过饱,不过冷过热,不暴饮暴食,食物种类调配合理,不偏嗜等。如经常饮食过量,则不仅导致消化不良,而且还使气血流通失常,筋脉郁滞,则发生下痢、痔疮等病证。若经常多食肥甘厚味,便令人内热重,甚至引起痈疽疮毒。嗜酒则助湿生热。而饮食不足可致营养缺乏,也会影响健康。中医强调生活没有规律或过劳、过逸,都可以使气血失调或损耗,疾病由此而发生。

四、慎避外邪

对外界邪气的主动防御是未病先防的一项重要内容。中医学"天人相应"学说强调了"虚邪贼风,避之有时"及"避其毒气"等。这是预防疾病发生的重要保健护理内容。首先是对气候变化的预防,因为人体对自然变化的适应能力是有限的,如果气候变化急骤,超过了机体的适应能力,就会产生疾病。故对异常气候——六淫,要及时预防避开。可根据气象预报及运气的太过与不及的规律,采取相应措施。如冬天防寒保暖,夏天防暑降温,对体弱多病者,中医又有以针灸、推拿、中药的"冬病夏治""夏病冬治"的预防治疗法,以提高机体防御气候寒热变化的适应能力,避免外邪的侵袭。在这其中,尤其要避免为"疫气"所伤而感染流行病。在反常气候遇到传染病流行时,要避之有时,应及时进行消毒隔离治疗。其次是对虫兽损伤、金刃损伤、跌扑损伤、工伤事故及各种中毒的防范,避免意外伤害。

五、药物预防

中医注意强身防病养生法,且辅以药物调养,也是中医药学的一大特点。如对素体衰弱者,以及一些素来不重视摄生养性的,中医可借助药物在一定程度上也达到防病延年的目的。早在《素问·刺法论》中,就用"小金丹"等方法来预防传染病。民间以雄黄、艾叶、苍术等熏烟以消毒防病。这些都在预防医学上具有一定的现实意义。但依靠药物毕竟是被动的、消极的,主要还应靠自身锻炼和摄养,药物仅起到辅助作用而已。临床建议不滥用抗生素,病情好转且稳定后应停用抗生素。不应长期服用抗生素,以免出现耐药性或发生其他病菌的感染。

六、预防接种

预防接种是防疫措施之一,目的在于使机体在一定时间产生对某种传染病的特殊抵抗能力。我国是世界上最早采用人工免疫作为预防疾病的国家,早在16世纪以前,就已采用人痘接种术预防天花,对世界医学作出过重要贡献。而随着科学技术的高速发展,现代预防接种技术要不断地针对当今出现的一些新的传染病和病原体进行开发和研究。临床人员学习掌握这些现代预防接种的知识和方法,为人类健康服务。

第三章

高 血 压

第一节 概　述

一、定义

高血压是指以人体体循环动脉血压升高且超过了正常血压范围为主要临床表现的一种临床综合征。它既可以是心血管系统的一种慢性多发病,也可以是某些疾病的常见症状。高血压不仅是一个独立的疾病,也是脑猝中、冠状动脉粥样硬化性心脏病、肾功能衰竭和眼底病变的重要危险因素。

血压是指血液在血管中流动时对血管壁产生的一种侧压力。也就是说,血流动力与动脉血管阻力之间产生的压力,被称作血压。人体的血管分为动脉、静脉和毛细血管。血液在动、静脉或毛细血管内流动,均会对血管壁产生不同的侧压力。而现代医学所定义的"血压",一般是在动脉血管上测量出来的,所以又叫作"动脉压"。血压的产生来自血液循环,它是血液循环系统最重要的功能指标之一。

正如城市的供水系统必须维持足够的水量和压力,才能保证每个部位的用水需要的道理一样,血液循环系统也必须有足够的循环血量和足够的血压,才能维持血液不断地环流于血管系统,把氧和营养成分源源不断地供给器官组织。保持一定水平的血压,对维持正常的血液循环,保证人体各器官组织的新陈代谢,从而维持机体健康的生命状态,具有极其重要的意义。血压过低或过高,对人体都是不利的。血压过低时会因组织(特别是大脑、心脏等重要脏器)缺血、缺氧而发生头晕、头痛、眼花、心悸、乏力、共济失调,甚至发生晕厥、休克,进而危及生命;血压过高时也会出现头晕、头胀、头痛、耳鸣、眼花、心悸心慌、失眠等不适症状。若不及时治疗,常可逐渐影响心、脑、肾等器官,造成这些重要脏器功能的损害,导致冠状动脉病变、心脏病、脑血管疾病等严重后果。

二、分类

在高血压病的分类方面,有许多种划分法。如根据病因可将高血压分为原发性和继发性高血压;以年龄分可分为青少年高血压、老年高血压等;以发病的急缓程度可分为急进性和缓进性高血压。临床常根据病因对其进行分类。

(一)原发性高血压

原发性高血压即高血压病,是指以血压升高为主要临床表现的一种疾病,占高血压患者的80%~90%。原发性高血压患者多在40~50岁发病,早期患者可无症状,可在体检时发现。少数患者有头痛、头晕眼花、心悸及肢体麻木等症状。晚期高血压可在上述症状加重的基础上引起心、脑、肾等器官的病变及相应症状,以致发生动脉硬化、脑血管意外、肾脏病,并易伴发冠状动脉粥样硬化性心脏病。临床上只有排除继发性高血压后,才可诊断为高血压病。高血压病的发病机制尚未完全明了,一般认为,高级神经中枢功能失调在高血压病的发病过程中占主导地位。外界环境、内在的不良刺激引起强烈、反复、长时间的精神紧张及情绪波动,导致大脑皮质兴奋与抑制过程失调,皮质下血管舒缩中枢功能发生紊乱,中枢神经及交感神经兴奋性增强,引起全身细小动脉收缩,外周血管阻力增高,血压也随之升高。长此下去,小血管出现营养障碍,加之脂类的沉积,逐渐发生广泛的小动脉硬化。对于内脏器官,可导致缺血,尤其累及心、脑、肾等重要脏器时对人影响更大。特别是肾缺血时,可产生肾素,肾素使肝产生的血管紧张素原形成血管紧张素Ⅰ、Ⅱ、Ⅲ,促使全身细小动脉进一步收缩,血压升高更为明显;时间长了,更加快全身小动脉血管壁的硬化,于是血压由暂时的、被动的升高转为持久的高血压状态。

(二)继发性高血压

继发性高血压是指在某些疾病中并发血压升高,仅仅是这些疾病的症状之一,故又叫症状性高血压,占所有高血压患者的10%~20%。对于青年人或体质虚弱的高血压者;或高血压伴有明显的泌尿系统症状;或在妊娠后期、产后更年期的高血压;或伴有全身性疾病的高血压,均应考虑继发性高血压。如果引起高血压症状的原发病症能够治好,那么高血压就可以消失。临床上必须排除各种原因引起的继发性高血压,才能确诊为原发性高血压。引起继发性高血压的原因很多,主要为肾脏疾病、内分泌疾病、心血管疾病、颅脑疾病等。大脑皮质功能失调还可以引起交感神经兴奋增强,使肾上腺髓质分泌的肾上腺素和去甲肾上腺素增多。前者提高了心脏的排血量。后者则使全身细小动脉痉挛,又能影响垂体前叶,促使肾上腺皮质激素的分泌,提高血管对肾素-血管紧张素等各升压物质的敏感性而升高血压。此外,钠离子进入小动脉,引起管腔缩小,阻力增大,也会影响血压。

三、分级

高血压是指在未使用降压药的情况下,非同日 3 次测量诊室血压,收缩压 ≥140 mmHg(血压临床常用单位:mmHg)和/或舒张压≥90 mmHg。如果收缩压≥140 mmHg,而舒张压<90 mmHg 为单纯性收缩期高血压,如果收缩压≤140 mmHg,而舒张压>90 mmHg,为单纯性舒张期高血压。若患者既往有高血压史,目前正在使用降压药物。血压虽然<140/90 mmHg,仍应诊断为高血压。根据血压升高水平可将高血压分为 1 级、2 级和 3 级。

(一)1 级高血压

1 级高血压即为轻度高血压,是指收缩压 140~159 mmHg 和/或舒张压 90~99 mmHg。

(二)2 级高血压

2 级高血压即为中度高血压,是指收缩压 160~179 mmHg 和/或舒张压 100~109 mmHg。

(三)3 级高血压

3 级高血压即为重度高血压,是指收缩压>180 mmHg 和/或舒张压>110 mmHg。

其中,当收缩压和舒张压分属于不同级别时,以较高的分级为准。高血压级别越高,对身体损害越重。无论哪种级别的高血压,除限制钠盐摄入、合理膳食、控制体重、戒烟限酒等生活方式干预外,需在医师指导下口服降压药物。2 级以上的高血压,多数需要联合口服 2 种以上降压药物。

四、中医对高血压的认识

中医学中没有对高血压这一概念,但其内容在很大程度上归属于中医眩晕、头痛的范畴,此外高血压的其他症状,如心悸、失眠、肢体麻木等在历代中医文献中亦有丰富的记载。因而通过研究中医学中眩晕和头痛等症候,就可以阐明中医对高血压的认识。

眩晕是目眩和头晕的总称。目眩即眼花或眼前发黑,视物模糊;头晕即感觉自身或外界景物旋转,站立不稳。二者常同时并见,故统称为"眩晕"。早在《黄帝内经》时代即有眩晕的论述,如谈及眩晕的病机,《灵枢·海论》说:"髓海不足,则脑转耳鸣,胫酸眩冒";《素问·六元正纪大论》则指出:"木郁之发……甚则耳鸣、眩转"。此后,金·刘完素认为本病的发生是因为风火,有"风火皆属阳,多为兼化,阳主乎动,两动相搏,则为之旋转"的论述。元·朱丹溪则认为与痰有关,有"无痰不作眩"之说,提出治痰为先的方法。明·张介宾则认为虚是眩晕发生的主要原因,他指出:"眩晕一证,虚者居其八、九,而兼火、兼痰者不过十中一二耳",强调"无虚不作眩",治疗时"当以治虚为主"。

头痛是临床最为常见的症状之一,其表现也不尽一致。在中医学中,头痛又分为许多种类型,如汉·张仲景《伤寒论》以经络分头痛,有太阳、阳明、少阳、厥阴头痛,其中少阳头痛与高血压引起的头痛类似。金元时期,李东垣将头痛分为内伤头痛和外感头痛,据症状和病因之不同,又进一步分为伤寒头痛、湿热头痛、偏头痛、真头痛、气虚头痛、血虚头痛、气血俱虚头痛和跃逆头痛等,并补充了太阴头痛和少阴头痛,治疗上开始了头痛分经用药。此外,明·王肯堂对头痛病因和病机的阐发,清·叶天士对头痛证治的经验,使中医对头痛一症认识的发展都起了很大的作用。

当代中医学及中西医结合对高血压的认识是辨病与辨证相结合的中西医合参认识法。多年以来,中西医结合对高血压的诊治工作全面展开,各地医师试用中医辨证分型研究高血压的诊治规律,取得了很大进展,临床上出现了许多成熟的辨证分型和行之有效的治疗方药、气功、针灸、食疗等,在高血压治疗中的应用也取得了很大的成功。此外,随着研究的不断深入,中医对高血压辨证分型的病理生理基础的研究也取得了许多可喜的成就,如提出了高血压中医辨证分型诊断和治疗的客观指标,呈现了良好的发展势头。

五、中医治疗高血压的优势

(一)"天人合一"的整体理念

中医采用"天人合一"的整体理念,以辨证施治的基本原则指导临床医师对高血压的预防和治疗。中医在诊疗高血压的过程中,会针对不同年龄、性别之间的差异,并参照高血压的发生、发展及并发症,通过综合临床症状的诸多因素来辨证施治,从多环节、多途径进行整体调节,从而避免了只见"血压"不见"人"的单一思维方式。

(二)中医能有效地提高患者的生存质量

临床上常常看到一些高血压患者会出现头晕、乏力、心烦、急躁易怒、失眠等症状,虽然服用降压的西药后使血压下降到了正常水平,但是症状未见明显减轻,如果从中医辨证施治入手,往往能达到既降血压又消除症状、改善患者生活质量的效果。在临床上还可见到一些患者虽患高血压但无任何不适症状,而服用西药后血压虽然下降,甚至正常,但患者反而出现头晕、乏力等全身不适症状,在这种情况下,如果配合中药辨证施治往往能收到消除症状的效果。

（三）降压作用缓和,稳定血压效果好。

中医治疗对早期老年、轻度高血压及较严重高血压配合治疗均可防止或缓和血压的较大波动。

（四）中医临床不良反应少

中药不良反应少,与西药合用能减量、减毒、增效。

（五）中药预防疾病

目前一些研究发现,中药在对某些靶器官损害的逆转及并发症的预防和治疗方面有一定的正面作用。如应用活血化瘀的药物防治高血压左室重构,或在辨证施治调整阴阳的基础上重视活血化瘀、祛痰降浊药物的应用,对预防脑血管意外、颈动脉粥样斑块的形成、脑动脉硬化的发生和发展均有积极作用。

第二节　病因、病机

一、病因

（一）先天禀赋差异

人之禀赋来源于先天,肾为先天之本,藏精、主骨、生髓,脑为髓海,受肾精滋养,而肾之精气强弱秉承于父母,高血压的发病有着明显的家族聚集现象,说明与人体的先天禀赋密切相关,这与现代医学高血压发病机制中的遗传因素不谋而合。现代著名中医专家任继学教授认为"风眩"的病因是"一者男之天癸内育此病之根,二者女子天癸内孕此病之基,两者居一即为先天成病之源。"指出了此证的发生与遗传有关。肾之不足,有阴虚阳虚之别,阳虚体质之人,机体阳气亏虚,脏腑功能减退,脾胃运化功能降低或失调,容易导致痰饮湿浊内生,痰湿蕴久不化,则易生热化火,阻于脉络,蒙蔽清窍而致血压升高。阴虚体质之人,体内阴液亏虚,精血津液不足,易致阴不制阳,肝阳偏亢,日久则化热生火而上扰清窍,引起血压升高。

（二）外感六淫邪气

风、寒、暑、湿、燥、火为自然界之六气,其太过或不及皆可致病,而为六淫。

气候变化与血压的关系非常密切。

风为阳邪,其性开泄、善行数变、主动,具有升发、向上向外的特点,风邪伤人,常侵犯人体的上部和肌表,且具有动摇不定的特点,常表现为眩晕、震颤等;寒为阴邪,其性凝滞、收引,寒邪侵袭机体,易使气血凝结阻滞,运行不畅,其收引之性易致经脉拘挛,而引起血压升高;暑为阳邪,为夏季火热之气所化,其性炎热、升散,暑热之气上扰清空,亦可引起血压升高;湿为阴邪,其性黏滞、重浊,易阻气机,使气机升降失常,清阳不升,浊阴不降,也为造成血压升高原因之一;燥邪致病,最易耗伤人体津液,造成阴津亏虚;火热为阳邪,其性上炎炽热,易迫津外泄,消灼阴液。二者亦可致清空失于漏养,而出现眩晕等证。现代医学亦认为,气候的异常变化是诱发血压升高的一个原因。可见,六淫邪气,人体受之,皆可引起血压变化,当然它只能是周围环境变化的外在因素,而非血压升高的根本内因。

(三)情志失调

中医学将情志归纳为七情,即喜、怒、忧、思、悲、恐、惊 7 种情志变化。《素问集注·天元纪大论》云:"人有五脏化五气,以生喜怒忧思恐。"七情分别为五脏所主,若长期情志过极或不遂,皆可致五脏损伤,如《素问·阴阳应象大论》中所言"怒伤肝""喜伤心""思伤脾""忧伤肺""恐伤肾"。而脏气内伤,生涎结饮,随气上逆,易发眩晕,如宋·陈言在《三因极一病证方论·卷之七·眩晕证治》中曰:"喜怒忧思,致脏气不行,郁而生涎,涎结为饮,随气上厥,伏留阳经,亦令人眩晕呕吐,眉目疼痛,眼不得开。"可见,长期而持久的情志刺激,可使人体代谢功能紊乱,脏腑阴阳平衡失调,从高血压的发病来说,情致所伤以肝为主,肝喜条达而恶抑郁,主升主动,在志为怒。长期精神紧张、过度恼怒,可使肝失疏泄条达,或致肝气郁结,郁久化火,肝火上扰清窍;或致肝郁化火,耗损肝阴,阴不敛阳,肝阳偏亢;或致肝气横逆,伐脾土,脾胃受损,水谷不运,痰湿内生,肝火夹痰夹风上扰清窍,皆可致血压升高。而忧思伤脾,致心脾阴血暗耗,造成阴血亏虚,清空失养,亦可致血虚肝旺之高血压。

现代医学研究表明,交感神经活性亢进在高血压发病过程中有重要作用,长期精神紧张、焦虑、抑郁、烦躁等可使大脑皮质下神经中枢功能紊乱,交感神经兴奋,儿茶酚胺释放增多,从而引起小动脉和静脉收缩,导致血压升高。

(四)饮食不节

饮食不节造成血压升高,主要与嗜食肥甘、恣进烟酒、摄盐过量有关。脾胃居于中焦,主输布受纳,为"后天之本",《素问·经脉别论》云:"食气入胃,浊气归心,淫精于脉。"肥甘厚味多为高蛋白、高脂肪食物;烟草为有毒、苦辛气热之品,而酒乃升散之剂。长期嗜食肥甘、饮酒无度皆可损伤脾胃,致脾胃运化失健,升降枢机失常,不能化生水谷精微,反生痰湿之邪。湿浊日久化热,痰湿阻塞经络,使清阳不升,浊阴不降,气机升降失常,清窍失养,或致痰热上蒙清窍;而长期吸烟,则易损害肺、心、肝,导致阴气耗伤,肺失治节,百脉不朝,心之气血暗耗,肝失疏泄,致阳亢风动,化火上炎,从而诱发高血压。此外,摄盐过量也是导致血压升高的重要原因。因盐为咸苦而涩之品,苦入心,咸走血入肾,长期过食咸盐,损害心、肾,殃及血脉,且苦易化燥,耗伤阴血,造成肾阴亏虚,肝失所养,肝阳上亢,引起高血压的发生。

现代医学认为,高脂饮食导致血脂升高,而高脂血症、长期吸烟、超重和肥胖已被证实为动脉粥样硬化、高血压的危险因素;水、钠代谢障碍是高血压的重要发病机制之一,水、钠潴留可致外周阻力增高而使血压升高,这些皆与中医所认为的"饮食不节,脾胃受损,水津布化失职"相合。

(五)劳逸过度

过劳与过逸皆可导致脏腑阴阳失调,气血功能紊乱。过劳者,久病、劳累、房事不节皆可伤及人体正气,久病脏气亏虚,阴血暗耗,劳动过度易伤脾气,聚湿生痰,上扰清窍,房劳损伤肾精,从而导致肝肾阴虚,肝阳上亢,引起血压增高;过逸者,缺乏运动和锻炼,可致人体气血运行不畅,脾胃功能受损,痰瘀湿浊内生,郁而化火,痰火上扰,从而导致血压升高。

(六)年老体衰

《黄帝内经》云:"年四十而阴气自半也,起居衰也。"年老体虚者,肾精亏损,肝阴不足,致阴不敛阳,肝阳偏亢,虚风内动;或阴虚及阳,肾阳为阳气之根,虚则温煦失职,气化无责,津液失布,致水邪上凌心肺;或肾阳虚损及脾阳,致脾之运化失职,湿痰内生,脾肾同病,清窍失养或被浊邪侵扰,皆可发为高血压。《灵枢·海论》曰:"髓海不足,则脑转耳鸣,胫酸眩冒。"现代医学研究亦表明,随年龄增长,高血压的发病率增高。

二、病机

(一)风

"风"有"外风"和"内风"之分,与高血压发病密切相关的以内风为主。内风的形成与肝、肾二脏有关,肝为风木之脏,肾为先天之本。一则阳盛体质之人,阴阳失于平衡,阴亏于下,阳亢于上;二则情志所伤,长期精神紧张、焦虑不安,耗伤肝肾之阴,以致阴虚阳亢,亢而化风,上扰头目;三则中老年人,肾气渐衰,肾阴亏虚,不能濡养肝脏,水不涵木,肝阳上亢而化风。如《类证治裁·眩晕》所言:"良由肝胆乃风木之脏,相火内寄,其性主动主升,或由身心过动,或由情志郁勃,或由地气上腾,或由冬藏不密,或由高年肾液已衰,水不涵木,或由病后精神未复,阴不吸阳,以至目昏耳鸣,震眩不定。"

(二)火

"火"有"虚火"和"实火"之分,实火者又有"肝火"和"痰火"之分,或因情志不遂,肝郁化火,肝火上炎,上达头目;或因嗜食肥甘,生湿成痰,痰阻气机,郁而化火,痰随火动,上蒙清窍;或因禀赋不足、劳倦过度、年老肾衰、久病失养等,导致肾阴不足、虚火上越,从而造成血压升高。

(三)痰

"痰"有"有形之痰"与"无形之痰"的区别。与高血压发病密切相关的多为无形之痰。痰的产生与肺、脾、肾三脏密切相关。或因感受外邪、长期嗜烟,致肺气不足,宣降失司,水津不得通调输布,而聚湿成痰;或因过食肥甘厚味、忧思、劳倦,致损伤脾胃,脾虚健运失职,水湿内停,积聚成痰;或因久病、房劳,致肾气不足,肾虚不能化气行水,水化为痰;或因肝气郁结,气郁湿滞,痰浊内生,皆可致痰阻经络,气血运行不畅;或痰郁化火上蒙清窍;或痰夹风火之邪,上扰清空,皆可导致高血压的发生。

(四)气

气有气滞、气逆之别。气滞者,或因情致不疏,肝气郁结,气机不畅;或因气血不足,运行不畅,而致气滞不行,经脉受阻;气逆者,或因情志内伤;或因饮食寒温不适;或因外邪侵犯;或因痰浊壅阻;或因气虚而引发脏腑之气上逆。气郁则血瘀,气逆则血逆。血随气逆,夹痰夹火,横窜经络,扰动心神,阻蔽清窍,则引发高血压及其并发症的发生。

(五)虚

虚者有气虚、血虚、阴虚、阳虚之分。气血亏虚者,或因先天禀赋不足,年迈体弱,脾胃虚弱,水谷运化失司,气血之源匮乏;或因久病不愈,耗伤血气;或因思虑太过、劳逸过度、饮食不节,损伤脾胃;或因失血之后,气随血耗。气虚则清阳不升;血虚则不能上奉于脑。正如《景岳全书·眩晕》所云:"病原之由有气虚者,乃清气不能上升,或汗多亡阳而致,当升阳补气;有血虚者,乃因亡血过多,阳无所附而然,当益阴补血,此皆不足之证也。"阴阳不足者,或因先天不足,阴精不充;或因房事不节、过劳而伤骨损髓;或因年老肾气亏虚;或因久病阴损及阳。肾阴为人体阴液之根本,阴虚则不能敛阳,致阳亢无制,肾阳乃一身阳气之根,阳虚则温煦不能,致水饮上凌,从而导致高血压的发生。

(六)瘀

"瘀"是一种病理产物,也是一种致病因素。高血压与血瘀有密切关系。或因先天禀赋异常,脏腑气血偏盛偏衰,影响血脉及气血的运行,致气血运行失常及血脉异常;或因精神紧张,肝气郁结,肝火亢盛,影响血脉,留而成瘀;或因形体肥胖,久坐久卧,嗜食肥甘厚味,脾失健运,聚湿生痰,痰必致瘀;或因气滞、气虚不能推动血液的正常运行;或因寒邪客于血脉,血寒则凝滞,滞而不畅即成瘀;或因年老体衰,阳气虚损,鼓动无力,气血生化不足,血少不充,脉道凝涩,而发血瘀;或因肝肾阴虚,精血化源涸竭,血行瘀阻,阴伤易生虚热,虚热灼津,皆可致血瘀。高血压病初在经,久病入血,气血瘀阻,或阻于心脏,或阻于脑络,或阻于肾脉。

总之,高血压的发病以先天禀赋、外感六淫、情志失调、饮食不节、劳倦内伤为因,多为本虚标实之证。虚者,气血阴阳之虚为本;实者,风、痰、瘀、气、火之实为标。病变涉及五脏,但主要与肝、脾、肾密切相关。

第三节 诊断与鉴别诊断

一、诊断

(一)症状

1.头晕

头晕为高血压最多见的症状。有些是一过性的,常在突然下蹲或起立时出现,有些是持续性的。头晕是患者的主要痛苦所在,其头部有持续性的沉闷不适感,严重时会妨碍思考、影响工作,对周围事物失去兴趣,当出现高血压危象或椎-基底动脉供血不足时,可出现与内耳眩晕症相类似的症状。

2.头痛

头痛亦是高血压常见症状,多为持续性钝痛或搏动性胀痛,甚至有炸裂样剧痛。常在早晨睡醒时发生,起床活动及饭后逐渐减轻。疼痛部位多在额部两旁的太阳穴和后脑勺(枕部)。

3.烦躁、心悸、失眠

高血压病患者性情多较急躁,遇事敏感,易激动。心悸、失眠较常见,失眠多为入睡困难、早醒、睡眠不实、噩梦纷纭或易惊醒。这与大脑皮质功能紊乱及自主神经功能失调有关。

4.注意力不集中,记忆力减退

早期多不明显,但随着病情发展而逐渐加重。表现为注意力容易分散,近期记忆力减退,常很难记住近期的事情,而对过去的事,如童年时代的事情却记忆犹新。因颇令人苦恼,故常成为促使其就诊的原因之一。

5.肢体麻木

高血压患者常见手指、足趾麻木、皮肤如蚁行感或项背肌肉紧张、酸痛。部分患者感手指不灵活。一般经过适当治疗后可以好转,但若肢体麻木较顽固,持续时间长,而且固定出现于某一肢体,并伴有肢体乏力、抽筋、跳痛时,应及时到医院就诊,预防脑猝中的发生。

6.出血

高血压患者出血症状较少见。由于高血压病可致动脉硬化,使血管弹性减退,脆性增加,故容易破裂出血。其中以鼻出血多见,其次是结膜出血、眼底出血、脑出血等。

(二)体征

高血压主要靠测量血压时发现,本身无特殊体征,仔细的体格检查有助于发现继发性高血压线索和靶器官损害情况。

常用到以下体格检查:正确测量血压和心率,必要时测定立卧位血压和四肢血压;听诊时可有主动脉瓣区第二心音亢进、收缩期杂音或收缩期早期喀喇音;听诊颈动脉、胸主动脉、腹部动脉和股动脉有无杂音;触诊甲状腺;测量体重指数、腰围及臀围;观察有无库欣面容、神经纤维瘤性皮肤斑、甲状腺功能亢进性突眼症或下肢水肿;检查腹部有无肾脏增大(多囊肾)或肿块;检查四肢动脉搏动和神经系统体征。

(三)诊断要点

1.诊断标准

诊断标准按2018年中国高血压防治指南:在未使用降压药物的情况下,非同日3次测量诊室血压,收缩压≥140 mmHg和/或舒张压≥90 mmHg;收缩压≥140 mmHg和舒张压<90 mmHg为单纯性收缩期高血压。患者既往有高血压史,目前正在使用降压药物,血压虽然<140/90 mmHg,仍应该诊断为高血

压。根据血压升高水平,又进一步将高血压分为1级、2级和3级(见高血压的分级)。

2.危险性的分层

高血压及血压水平是影响心血管事件发生和预后的独立危险因素,但是并非唯一决定因素。大部分高血压患者还有血压升高以外的心血管危险因素。因此,高血压患者的诊断和治疗不能只根据血压水平,必须对患者进行心血管风险的评估并分层,见表3-1。

表3-1 高血压患者心血管风险水平分层

其他危险因素和病史	血压(mmHg)		
	1级高血压 收缩压140~159 或 舒张压90~99	2级高血压 收缩压160~179 或 舒张压100~109	3级高血压 收缩压≥180 或 舒张压≥110
无	低危	中危	高危
1~2个其他危险因素	中危	中危	很高危
≥3个其他危险因素,或靶器官损害	高危	高危	很高危
临床并发症或合并糖尿病	很高危	很高危	很高危

二、鉴别诊断

(一)肾实质病变性高血压

肾实质病变性高血压包括有急性肾小球肾炎、慢性肾小球肾炎、肾盂肾炎、狼疮性肾炎、肾结核、多囊肾、糖尿病性肾病、肾肿瘤等。其中以急、慢性肾小球肾炎为常见。

原发性高血压病与急性肾小球肾炎的鉴别要点:后者有典型的发热、肉眼血尿、少尿、水肿等临床表现,尿液镜检可见大量蛋白、红细胞和管型尿。这些是原发性高血压病所不具备的。

慢性肾小球肾炎与原发性高血压病伴肾损害的鉴别要点:后者的肾损害发生于高血压病后,尿异常较轻,肾小管功能损害较肾小球功能损害为早、为重,并还常伴有心脏并发症。慢性肾小球肾炎有血尿、蛋白尿,并常反复发作,还多有不同程度的贫血,肾小球功能损害明显。

(二)肾血管性高血压

肾血管性高血压包括肾动脉畸形、肾血管发育不良、肾动脉粥样硬化、肾动脉纤维病和大动脉炎累及肾动脉等。肾动脉发育不良和肾动脉粥样硬化均可造成肾动脉狭窄,属于肾动脉畸形。后者与原发性高血压病的鉴别要点:肾血管性高血压病无高血压病家族史,一般降压药物治疗效果不佳,约 80% 的患者在上腹部或肾区可听到血管杂音。肾动脉血管造影可显示狭窄部位和程度。肾动脉造影和分侧肾静脉肾素比值测定可确诊该病。

(三)嗜铬细胞瘤

嗜铬细胞瘤因肾上腺髓质或交感神经节大量分泌去甲肾上腺素和肾上腺素,引起阵发性或持续性血压增高,临床多见年轻人。常因精神刺激、剧烈运动、体位改变、挤压肿瘤引起。表现为剧烈头痛、心悸、出汗、面色苍白等症。血压可骤然升高达 $200\sim250/100\sim150$ mmHg,发作间歇期血压明显下降,甚至正常,测量血液中肾上腺素或去甲肾上腺素、尿中 3-甲基-4-羟基苦杏仁酸明显增高。靠超声波双肾及肾上腺检查和 CT、磁共振成像检查均可定位诊断。

(四)原发性醛固酮增多症

原发性醛固酮增多症是因肾上腺皮质增生或肿瘤致分泌过多醛固酮入血,引起水钠潴留、血容量增多,钠离子引起血管反应性增强,使血压升高。临床中多见于青年、中年女性。症状有饮水多、尿多、乏力或阵发性肌无力及肌麻痹的典型表现,极少出现水肿。血生化检查见血清钾低、钠高、尿醛固酮增多、尿钾增高、血浆肾素活性降低等特征。超声波、同位素和 CT 检查均可定位诊断。

(五)库欣综合征

库欣综合征由于肾上腺皮质肿瘤或因下丘脑-垂体分泌过多促肾上腺皮质激素,使肾上腺皮质增生并分泌过多糖皮质激素,致水钠潴留引起高血压病。临床以女性多见,表现为躯干肥胖、满月脸、水牛肩、腹垂悬,而四肢肌肉消瘦,多血质面容,腹部及大腿内侧有紫纹出现,有不同程度的性征改变。实验室检查见 24 小时尿 17-羟皮质类固醇增高,X 线蝶鞍检查、脑 CT 和肾上腺 CT 扫描皆有确诊价值。

(六)甲状腺功能亢进症

临床症状和血清甲状腺素 T_3、T_4 增高都可与原发性高血压病相区别。

第四节　治　疗

一、临床常用中药

(一)平肝熄风类

1.钩藤

钩藤是最常用的一味抗高血压中药。本品能清热平肝、熄风解痉。研究认为,本品能刺激心血管系统的感受器,使心率减慢、血管舒张、外周阻力降低,从而起到降压作用。钩藤的各种制剂包括单味煎剂、复方煎剂、乙醇提取物,以及所含成分钩藤碱、钩藤总碱等,对各种动物的正常血压和高血压,都具有缓和而持久的降压作用。目前钩藤已作为治疗高血压的首选中药之一而广为应用。著名的方剂"天麻钩藤饮"就是用本品作为主药的。

2.天麻

因天麻善于平肝熄风,故民间有"定风草"之称。本品能平肝潜阳,熄风止痉,通经活络。临床可广泛用于治疗肝阳上亢的头晕目眩、风湿痹痛、瘫痪不遂、肢节麻木、疼痛等症。研究认为,天麻能增加心肌血流量,改善心肌供氧,从而对心肌缺血起到保护作用。天麻菌丝体还能降低脑血管阻力,增加血流量。

3.菊花

本品有疏风清热、平肝潜阳、明目解毒的功效。主治高血压病头痛、眩晕、目赤及外感风热、疔疮、肿毒等。

4.石决明

其功能为平肝潜阳,清热明目。主治肝阳上亢之头痛、眩晕,目赤肿痛,视物模糊,高血压病,青光眼,白内障等病证。它含碳酸钙90%以上,能补充机体可吸收利用的钙质,因而能有效防治中老年人高血压病、脑动脉硬化及老年性眼病。

5.茺蔚子

茺蔚子为益母草的果实。其功能为活血调经,清肝明目。主治高血压病,目赤肿痛,以及妇女月经不调等。研究认为,本品含有益母草宁碱、脂肪油及维生素A类物质,其水浸出液静脉注射可使动物血压下降。

6.决明子

其功能为清肝明目,润肠通便。主治目赤肿痛,羞明流泪,青光眼,白内障,便秘,高血压病头痛等病症。研究认为,本品所含蒽醌类成分(大黄酚、决明子素、美决明子素等)具有降压作用。

7.罗布麻

罗布麻为夹竹桃科植物红麻的叶。西北民间有以此作茶叶饮用的习惯,谓能清火止眩晕,故又称"野茶"。其功能为清火降压、止咳平喘、强心利尿。主治肝经有热,肝阳上亢,头晕目眩,烦躁不眠,湿热小便不利,水肿。本品有红、白2个品种,均能降血压,总有效率可达70%以上,并可改善头晕等症状,恢复体力。

8.地龙

地龙也就是蚯蚓,种类很多。其功能为清热平肝,通络祛风,止咳平喘,利尿降压。主治高血压病,中风半身不遂,水肿,小便不利,关节疼痛及支气管炎、哮喘等病症。

(二)清热类

1.栀子

栀子为清热利湿、凉血解毒之要药。研究认为,本品含有栀子素、栀子甙、藏红花素、藏红花酸、熊果酸等成分。其制剂对猫、大鼠、兔均有降压作用。适用于肝火内炽之高血压病。

2.黄芩

其功能为清热燥湿,泻火解毒,安胎。主治高血压病,湿热壅盛,头痛、口苦、心烦、目赤者。黄芩的降压机制可能与其直接扩张血管作用及中枢神经系统调节作用有关。本品还有一定的镇静作用,可能由于加强了大脑皮层抑制过程所致,可用于兴奋性增高及失眠的高血压患者。此外,还有一定的利尿作用,对降压也是有利的。

3.野菊花

其功能为疏风清热,解毒明目。本品具有抗肾上腺素作用,并能扩张外周血管,从而使血压下降。

4.龙胆草

龙胆草为泻肝胆实火的要药。主治高血压病肝火亢盛,头痛,眩晕,目赤肿痛,口苦。

5.夏枯草

其功能为清热平肝,疏散郁结。主治头痛、眩晕、烦热、失眠、目赤肿痛等,临床常用于降血压,疗效较好。

6.萝芙木

其功能为清热降压,散风消肿。本品是目前国内治疗高血压病应用最广、研究最深入的降压药物之一。研究认为,本品含有 20 种以上生物碱,具有明显的降压效用,总有效率为 68.8%,其作用温和、缓慢而持久,对早期高血压病疗效较好,且不易发生耐药性,可长期服用。其降压机制与神经节阻滞、抗肾上腺素作用及提高心脏代偿功能等作用有关,且有较好的镇静作用,可有助于改善心悸、头痛、失眠等症状。目前已用本品提取物制成了"利血平"等新药制剂。萝芙木制剂对自主神经有一定的不良作用,部分患者用后会出现鼻塞、面红、腹泻、呕吐等反应,甚至出现阳痿、精神抑郁等。故应在医师指导下使用。

7.玄参

其功能为清热解毒、养阴。研究认为,玄参煎剂、水提液、醇浸液均能使多种动物血压下降,外周血管扩张,心肌收缩力增强,并能缓解氯化钾和肾上腺素所致的兔主动脉血管痉挛。此外,本品还被证实具有抗心肌缺血、扩张血管、降血糖、镇痛等药理作用。

8.芦荟

芦荟为百合科植物,味苦,性寒,入肝、胃、大肠经。其功能为泻热通便,凉肝消积。主治肝火上亢头痛、目赤、热结便秘及习惯性便秘等。孕妇忌用。

(三)活血化瘀类

1.丹参

丹参是一味在心血管科应用最广的中药之一。本品对心血管的作用如下。

(1)抑制心肌收缩,减少能量消耗而不损伤心肌。

(2)所含丹参素能明显扩张冠状动脉,使冠状动脉血流量显著增加,并能促进侧支循环。

(3)具有抗心肌缺血和心肌梗死作用。

(4)丹参注射液可使微循环血流量显著增加,毛细血管网开放数目增多。

(5)丹参煎剂具有直接扩张血管作用。

(6)丹参煎剂、丹参注射液均有不同程度的降压作用。

(7)丹参有效成分 764-3 对脑缺血具有保护作用。

(8)有一定的降血脂及抗动脉硬化作用。

(9)改善血流动力学指标,使冠状动脉粥样硬化性心脏病、急性心肌梗死、肺心病、陈旧性心肌梗死等患者的血液黏稠度明显降低。

此外,还具有抗血液凝固、促进纤溶作用;抑制血小板、抗血栓形成作用;保护红细胞、肝细胞和组织细胞作用;抗肝纤维化、促进肝细胞再生作用;抗炎、免疫抑制、肿瘤抑制作用;改善肾功能,以及保护胃黏膜、促进溃疡愈合等一系列药理作用。堪称是临床用于治疗的"全能冠军"了。

2.牡丹皮

牡丹皮即牡丹的根皮,其功能为清热凉血、活血散瘀。此外,本品还有抗动脉粥样硬化、抗心律失常、抗凝血及镇静、镇痛等多种药理作用。

3.川芎

川芎是心血管疾病常用的药物之一。其功能为行气活血、散风止痛。主治冠状动脉粥样硬化性心脏病、心绞痛、头痛、胸痛、月经不调等。本品含有川芎嗪等生物碱成分,能降低血压,增加冠脉流量,降低冠脉阻力,抑制血栓形成。

4.益母草

其功能为活血调经、利水消肿。古人多用于妇科及眼科疾病。现代研究证实本品有较强的降压作用。益母草水煎剂或醇-水浸出液,以及其所含的益母草碱、益母草碱甲、益母草总碱等静脉注射,对麻醉动物均有降压作用,对心肌缺血及心律失常有保护作用。

(四)补益类

1.杜仲

其功能为补肝肾、强筋骨、降血压、安胎。动物试验研究显示,杜仲的各种制剂均有一定的降压作用,还能减少胆固醇的吸收。因此,中医常用本品配合他药,治疗高血压病,尤以肾虚类型,表现为腰酸背疼等症者为最宜。

2.淫羊藿

其功能为补肾壮阳、祛风除湿。研究认为,本品具有强心、增加冠脉流量、抗心肌缺血、抗心律失常、降血脂和降血压等多种心血管药理作用。其降压机制可能与扩张外周血管、降低外周阻力及降低心肌耗氧量、抑制血小板聚集等有关。淫羊藿还具有增加脑血流量、调节内分泌、降血糖、提高机体免疫功能、促性腺功能及抗衰老等作用,对中老年高血压患者,尤其是合并冠状动脉粥样硬化性心脏病的男性高血压患者非常适合。

3.何首乌

制首乌颗粒能补肝肾、益精血;生首乌润肠通便、解毒。可根据证候选用。本品有纤维蛋白溶解活性,可使动脉粥样硬化的患者减少血栓或微血栓的形成,直接减少心脑血管病变的发生,改善、纠正并防治脑血管意外等临床病症。

4.枸杞子

枸杞子能补益肝肾、明目。主治肝肾阴虚型高血压病,头晕目眩,视力减退,腰膝酸软及糖尿病等,有降压、降糖作用。

5.绞股蓝

本品能降血脂、降血压。据近年的研究,本品中含有皂甙达80多种,还含有氨基酸及微量元素18种之多。绞股蓝总甙给麻醉猫静脉注射后,出现显著降压效应,作用维持时间在30分钟以上,且血压下降程度与剂量呈正比。本品对高血压病、动脉硬化、冠状动脉粥样硬化性心脏病、中风、糖尿病及肥胖症等病的防治疗效显著。

6.灵芝

本品自古以来被形容为"仙草""长寿草",历代医家均把它列为滋补强壮、扶正培本、延年益寿的保健珍品。其功能为益气补血、养心安神、养肝护肝、抗菌消炎等。近年来还发现其有抗癌作用。灵芝含有多糖、肽类、三萜、酶类和有机锗等多种成分,对血压有双向调节作用;其注射液能降低血胆固醇;本品发酵液及菌丝液均有明显的强心作用,提高耐缺氧能力,改善心肌供血。

7.菟丝子

其功能为补肾强精、养肝明目。主治肝肾阴虚,头晕目眩,视力减退,尿频,遗尿,遗精阳痿等。本品能加强心肌收缩力。

(五)化湿利尿类

1.泽泻

泽泻能利水、渗湿、泄热,是治疗小便不利、水肿、脚气、泄泻、淋浊、带下等症的要药。据现代药理研究,本品具有明显的利尿、降压、降血脂作用,并能减轻动脉硬化,改善脑循环。

2.臭梧桐

其功能为祛风湿、降血压。本品降压作用较为温和,但作用较为持久,对老年患者伴有动脉硬化者较为适合。目前已有多种臭梧桐制剂问世,如血压平片、八角梧桐片等,可以选用。关于其降压的机制,尚有不同意见,有的认为是通过中枢神经系统和心脏血管内感受器而实现降压作用的;有的认为是直接作用于血管使其扩张而降压;有的认为其降压作用与抑制心血管运动中枢及神经阻断作用有关。本品如与地龙同用,能提高疗效。

3.葛根

本品可以充饥,药食两用,其功能为祛风解肌,生津止渴。临床常用于治疗高血压症见头痛、项背拘急不舒及心绞痛者有佳效。药理研究显示,葛根所含总黄酮、葛根素等成分均有降压作用,具有类似于β受体阻滞剂的作用。葛根对高血压动脉硬化患者能改善脑循环,对心肌缺血反应有保护作用,还有一定的解痉、降血糖等作用。

4.汉防己

其功能祛风湿,镇痛,消炎,利水消肿。其降压有效成分是粉防己碱,口服、肌内注射或静脉注射均能使血压明显降低,且有扩张冠状动脉的作用。本品降压的机制是直接扩张周围血管,对血管运动中枢和交感神经中枢有轻度抑制作用。近年来研究还证明它具有钙拮抗作用。

二、辨证论治

(一)肝火亢盛证

头晕头痛,目眩,口干口苦,面红目赤或目涩,心烦易怒,性情急躁,夜难寐,舌质红,苔黄或燥,脉象弦数。

1.治法

清肝泻火,佐以柔肝。

2.代表方剂

龙胆泻肝汤加减。龙胆草 5～10 g,菊花 10 g,桑叶 10 g,黄芩 10 g,栀子 10 g,夏枯草 15～30 g,白芍 10 g,地黄 15～30 g,牡丹皮 10 g,钩藤 10～30 g,苦丁茶 10 g,柴胡 6 g,木通 6 g。

3.加减

若兼心火旺盛,见心胸烦热,口舌生疮者,可加黄连 3～6 g,莲子心 3～6 g,茯苓 10～15 g;头目眩晕胀痛者,加珍珠母 30 g,石决明 25 g,川牛膝 15 g,玄参 15 g 以镇肝潜阳;痛甚者,加全蝎 6 g 或蜈蚣 2 条以加强止痛;兼湿热重,见舌红苔黄腻者,可加清热祛湿之品,如薏苡仁 15～20 g,滑石 15～20 g;大便秘结者,可加大黄 10～15 g,玄参 15～30 g 以泻火通便。高血压患者保持大便通畅十分重要,许多患者在保持大便通畅后,血压平稳下降。

(二)肝阳上亢证

平素见头晕头痛,耳鸣目眩,烦躁不安,颜面潮红,目涩,少寐多梦,或腰膝酸软,甚则仆倒,震颤,舌红苔黄,脉弦数。

1.治法

平肝潜阳。

2.代表方剂

天麻钩藤饮加减。天麻 10 g,钩藤 10～30 g,川牛膝 10～15 g,桑寄生 15～30 g,茯苓 15～30 g,牡蛎 20～30 g,地黄 15～30 g,菊花 10 g,山茱萸 10 g,石决明 30 g(先煎)。

3.加减

肢体麻木者加豨莶草、络石藤各 15～30 g;头晕甚者加女贞子 20 g,墨旱莲 20 g;双下肢酸软无力者,加杜仲、熟地黄、续断各 20～30 g,胸闷痛者加丹参 15 g,川芎 10 g,红花 10 g;颈项不适者加葛根 10 g。

(三)痰浊中阻证

头重,眩晕或昏蒙,耳鸣,胸闷恶心,食欲缺乏,食少多寐,困倦乏力,肢体困重,手足麻木,呕吐痰涎,舌淡苔腻,脉弦滑。

1.治法

燥湿祛痰。

2.代表方剂

半夏白术天麻汤或温胆汤加减。法半夏 10 g,白术 15 g,天麻 15 g,陈皮 15 g,茯苓 15 g,枳实 15 g,竹茹 10 g,石菖蒲 15 g,蔓荆子 10 g。

3.加减

痰热内盛者加浙贝母 10～15 g,黄连 5 g,黄芩 10～15 g,胆南星 5～10 g;心悸胸闷者加郁金 10 g;痰阻血瘀心痛者,加丹参 15 g,红花 10 g;若眩晕较甚者加蒺藜、钩藤各 10 g。

(四)瘀血内阻证

头痛眩晕,头痛经久不愈,固定不移,耳鸣,面唇发绀,胸痹心痛,四肢麻木,舌质紫黯,有瘀点或瘀斑,舌下脉络黯黑,脉涩。

1.治法

行气活血,化瘀通络。

2.代表方剂

血府逐瘀汤加减。桃仁 10 g,红花 10 g,赤芍 15 g,当归 15 g,枳壳 5～10 g,桔梗 5～10 g,地黄 10 g,柴胡 10 g,牛膝 15 g,益母草 15 g,甘草 6 g。

3.加减

兼气虚者,加黄芪 15～20 g,生晒参 20 g;兼气滞者,加香附、白芍、郁金、青皮等疏肝理气止痛;兼血瘀化热者,加牡丹皮、地骨皮;兼瘀痛入络者,可加全蝎、地龙、三棱、莪术等破血通络止痛。

(五)阴阳两虚证

眩晕头痛,耳鸣,心悸气短,畏寒怕冷,手足心热,面容憔悴,耳轮干枯,腰膝酸软,舌淡苔白而干,脉沉细无力或细数而弱。

1.治法

阴阳双补。

2.代表方剂

金匮肾气丸合二仙汤加减。熟地黄 10 g,怀山药 15～20 g,山茱萸 15 g,泽泻 15 g,牡丹皮 10 g,桂枝 10 g,仙茅 15 g,淫羊藿 15 g,巴戟天 15 g,远志 15 g。

3.加减

若腰膝酸软,畏寒怕冷,肾阳虚衰甚者,加鹿角胶、杜仲、淫羊藿;手足心热,舌红少苔,肾阴亏虚甚者,加枸杞子、女贞子、龟板;若眩晕,畏寒肢冷,全身水肿,面色㿠白,舌淡红,苔白滑,脉沉细等阳虚水泛者,金匮肾气丸合真武汤(制白附子、茯苓、白术、白芍、生姜)加减。

三、外治法

(一)针灸疗法

针灸可以对大脑皮质功能产生良性的双向调节作用,使皮质下血管舒缩中枢的功能,达到平衡状态,消除了血管舒缩中枢过度兴奋产生收缩冲动而引起的细小动脉痉挛状态,使小动脉舒张,外周阻力降低,从而使原发性高血压得到有效治疗;针刺可调节自主神经功能,抑制交感神经的兴奋性,降低体内去甲肾上腺素含量,缓解全身小动脉的痉挛,使小动脉舒张,降低外周血管阻力。产生降压作用;针刺可降低体内血管紧张素的含量,血管紧张素Ⅱ是小动脉平滑肌收缩痉挛外周血管阻力增加的主要因素,血管紧张素Ⅱ还可进一步作用于肾上腺皮质球状带,使体内分泌的醛固酮增多,醛固酮作用于肾脏,使其对钠的再吸收增加,引起钠潴留,血容量增多,进一步又升高了血压。针灸降低血管紧张素Ⅱ的作用是对原发性高血压全过程最有效的治疗。此外,针灸还有改善心功、降低血液黏稠度等功效。

1.常用主穴

(1)人迎、曲池、太冲、合谷、足三里。

(2)百会、风池、悬钟、束骨、关元。

2.常用配穴

(1)头痛、眩晕加行间、阳辅。

(2)心悸、气短加内关、大陵。

(3)失眠、健忘加涌泉、神门。

(4)便秘、肢麻加二间、商丘。

(二)耳穴疗法

从经络学上讲,耳是人体脏腑器官的一个全息图,耳郭与经络有密切的联系,人体的五脏六腑,十二经脉直接或间接地上达于耳。《灵枢·邪气脏腑病形篇》云:"十二经脉,三百六十五络,其气血皆上于面走空窍""其别气走于耳而为听"。

耳穴疗法是指用毫针、皮内针、艾条或其他方法,刺激耳部穴位,以防治疾病的一种方法。它的治疗范围较广,且操作方便,无不良反应。耳穴治疗高血压简单、安全、方便,不会影响正常的工作和生活,对于上班族的朋友来说是非常适合的。耳穴治疗高血压且具有操作简便、降压速度快、症状改善明显的特点,因而临床上普遍采用。

1.压籽法

(1)常用主穴。①高血压穴:位于耳屏前下方。②耳尖:将耳轮向耳屏对折时,耳郭上面的顶端处。③降压沟:即对耳轮下脚沟。多放血治疗。这3个耳穴为治疗高血压主穴,每次皆用。

(2)常用配穴:①合并有心血管疾病者,配心穴(耳甲腔中央)。②失眠、多梦、心悸、烦躁症状明显者,配神门(对耳轮上下脚分叉处);皮质下(在对耳屏的内侧面)。③眩晕、头痛、头胀等症明显者,配额(对耳屏外侧面的前下方)。④身体肥胖的患者,可配合肌点(耳屏与耳根交界处)、胃(耳轮脚消失处)、口(耳甲腔,紧靠外耳道口的后壁)、食道(耳轮脚下方内2/3处)或肺(耳甲腔的心穴上、下、外三面)等,交替使用。⑤大便秘结者,配大肠(耳轮脚-上方内1/3处)。⑥伴有便秘、水肿的患者,配三焦(对耳屏的内侧面下方,即皮质的下面)。

2.耳压法

(1)常用主穴:神门、皮质下、降压沟、高血压点、三焦、交感。

(2)常用配穴:①阴虚阳亢者加肾、肝、胆、枕。②肝阳上亢者加肝、胰胆、耳尖(耳压或放血)、耳。③肝肾阴虚者加肾、枕,耳背的心、肾、肝。④气阴两虚者加肺、肾、胃、膀胱、大肠。⑤阴阳两虚者加心,肾,耳背的心、肝、肾,小肠、膀胱、脾。

3.耳穴贴膏法

耳穴贴膏法常用取降压沟(双侧)进行贴敷。操作时,先清洁耳郭,将药用橡皮膏剪成4 mm×6 mm大小的长方形,贴在相应的穴位上。每周2次,双耳同时贴或左右耳交替贴均可。

(三)灸法

灸法俗称"艾灸",是用艾绒或其他药物放置在体表的穴位上烧灼、温熨,借灸火的热力及药物的作用,通过经络、腧穴的作用,起到温通气血,扶正祛邪作用,达到治病和保健目的的一种外治方法。常用灸法如下。

(1)艾条温和灸足三里、曲池,每穴灸 10～15 分钟,每日 1 次,10 次为 1 个疗程,此法操作简便,患者可自行施灸,并且舒适无痛苦,易于接受,且可用于各种证型。

(2)艾条温和灸足三里、悬钟。先灸足三里,后灸悬钟,每次 1 穴(双侧),每穴 10～15 分钟。每周 1～2 次,10 次为 1 个疗程,疗程间隔 1～2 个月,可使血压平稳下降。

(四)拔罐疗法

拔罐疗法是用广口空罐,把纸点燃后投入罐内,迅速罩在病区或有关穴位上,利用燃烧排除部分空气,造成负压,使罐吸附于体表,同时把体内病邪吸至体表开泄的方法。

拔罐疗法不但有利于毒邪从体表而出,还能通过对不同部位的作用促进体内经络的疏通,使脉道通利,气血调畅,气机疏布有序,促进脏腑功能协调,阴阳平衡。经络得通,阴阳得调,肝气得疏,肝火得消,肝风得清,诸症缓解。

1.常用主穴

大椎、肩井、风池、膈俞、膻中、肝俞、筋缩、肾俞、督脉,膀胱经在背、腰、骶部全部穴位。

2.常用配穴

神道、心俞、中极、中府、章门、期门。

(五)推拿疗法

推拿是因患者而异,在患者体表选择一定部位运力操作,并达到合适的刺激量的一种医疗方法。推拿疗法也是近年来人们比较接受的、无机体损伤而效果又比较明显的治病方法。推拿疗法主要适用于缓进性高血压和第Ⅰ、Ⅱ期的高血压患者。急进性和第Ⅲ期高血压患者,尤其是高血压危象者,则不列为推拿治疗适应证。

1.肝阳上亢证

(1)治疗原则:平肝潜阳。

(2)常用穴位及部位:百会、印堂、风池、桥弓、率谷、曲池、丰隆、太冲、涌泉、行间、关元、气海、太阳穴、鱼腰穴等穴,少腹、腰骶部。

(3)常用手法:按法、揉法、抹法、拿法、扫散法、擦法等。

2.肝火上炎证

(1)治疗原则:清肝泻火。

(2)常用穴位及部位:百会、太阳、合谷、太冲、三阴交等。

3.肝风内动证

(1)治疗原则:疏风清肝。

(2)常用穴位及部位:大椎、肺俞、风门、曲池、合谷、印堂、风池、百会、太阳等。

4.肝郁气滞证

(1)治疗原则:疏肝理气。

(2)常用穴位及部位:肝俞、肩井。

5.肝肾阴虚证

(1)治疗原则:滋阴降火。

(2)常用穴位及部位:大椎穴、肝俞、肾俞、命门、太溪穴等。

第五节 病案精选

病案一 肝郁气滞证

李××,男,68岁,初诊。

主诉:头晕、头痛3年余。

病史:有高血压病史3年余,血压最高达200/100 mmHg,平素口服缬沙坦胶囊、硝苯地平缓释片,血压控制在160/89 mmHg左右。1年前因胸痛、心慌就诊于当地医院,确诊为"冠状动脉粥样硬化性心脏病",平素口服"复方丹参滴丸"治疗。

现主症:头晕、头痛阵作,伴胸痛心慌,胸闷气短,平素时有心烦纳呆,口苦咽干,舌苔白,脉沉弦滑。

诊断:眩晕(肝郁气滞)。

治法:和解少阳,化痰泻火。

处方:小柴胡汤加减。柴胡 12 g,姜半夏 10 g,黄芩 10 g,红参 10 g,炙甘草 6 g,瓜蒌 15 g,薤白 10 g,生姜 3 片,大枣 5 枚,14 剂。水煎服。

二诊:患者头晕头痛、胸闷气短、纳呆口苦症状均有减轻,但血压仍控制 160/90 mmHg 左右,舌淡苔白,脉沉弦大。上方加黄芪 30 g,夏枯草 15 g,龙胆草 10 g,丹参 10 g,茺蔚子 10 g,赤芍 10 g,当归 10 g,地龙 10 g,14 剂。水煎服。

三诊:患者诸症消失,精神大增,血压控制在 120~130/70 mmHg。嘱原方继服 7 剂,随访半年,血压一直维持在 120~130/70 mmHg。

按语

患者初诊时,除头晕头痛、胸闷心慌不适外,尚可见心烦纳呆、口苦咽干,苔白,脉沉弦滑,综合脉证,脉滑者,痰湿也,脉沉弦者,肝郁气滞也,合之于症,乃痰郁气结,少阳枢机不利,故以小柴胡汤加减以和解少阳,化痰泻火。患者二诊时虽诸症减轻,但血压仍控制不佳,查脉弦大稍数,结合病史较长,考虑气血俱虚,肝火上冲,故调方补气养血以扶正,平肝泻火以治标。此案提示在高血压的诊治中,仍应重视脉症合一,绝不可一味只知平肝潜阳。

病案二 心阳不振,寒水上冲证

段××,男,60 岁,初诊。

主诉:头晕头胀 4 年余。

病史:4 年前患者因头晕头胀,就诊当地医院确诊为"高血压病"。先用厄贝沙坦片、硝苯地平控释片治疗近 2 年,血压控制仍不理想,最高可达 190/100 mmHg,后又配合中药滋阴平肝、平肝潜阳、平肝泻火等中药治之,不但症状不减,反见日渐加重。

现主症:头晕头胀,甚时不敢行走,时伴心悸心烦,或烦热之气上冲,冲至胸则烦乱不安,冲至咽喉则感窒息欲死,冲至头则头晕呕吐,甚或暂时人事不知,汗出,时或恐惧欲死。舌淡苔白腻,脉沉弦紧而促。

诊断:眩晕(心阳不振,寒水上冲)。

治法:温阳化饮,理气降逆。

处方:苓桂术甘汤加减。茯苓 15 g,白术 6 g,桂枝 9 g,炙甘草 10 g,姜半夏 9 g,陈皮 6 g,大枣 5 枚,7 剂。水煎服。

二诊:患者服药后诸症减轻,血压控制在 120/80 mmHg 左右,嘱其原方继服 7 剂,随诊半年,血压均维持在 120～130/70 mmHg。

按语

患者症可见气上冲,苔白腻,而脉沉弦紧而促,乃心阳不振,寒水上冲之候,导致阴霾弥漫,清阳被蒙,而前医又用滋阴平肝之品,反助寒水,故患者会久病不愈,而今以苓桂术甘汤加减,以温阳化水,故效在此。

第四章

动脉粥样硬化

第一节 概　　述

一、定义

动脉粥样硬化是一组称为动脉硬化的血管病中常见而最重要的一种。各种动脉硬化的共同特点是动脉管壁增厚变硬、失去弹性和管腔缩小。动脉粥样硬化的特点是病变从动脉内膜开始,先后有脂质和复合糖类积聚,出血和血栓形成,纤维组织增生和钙质沉着,并有动脉中层的逐渐退变和钙化。由于在动脉内膜积聚的脂质外观呈黄色粥样,因此称为动脉粥样硬化。

动脉粥样硬化的病理变化主要累及体循环系统的大型肌弹力型动脉(如主动脉)和中型肌弹力型动脉(以冠状动脉和脑动脉罹患最多,肢体各动脉、肾动脉和肠系膜动脉次之,下肢多于上肢),而肺循环动脉极少受累。病变分布多为数个组织器官的动脉同时受累。最早出现病变的部位多在主动脉后壁及肋间动脉开口等血管分支处。正常动脉壁由内膜、中膜和外膜 3 层构成,动脉粥样硬化时相继出现脂质点和条纹,粥样和纤维粥样斑块,复合病变 3 类变化。美国心脏病学会根据其病变发展过程将其细分为 6 型。

Ⅰ型:脂质点。动脉内膜出现小黄点,为小范围的巨噬细胞含脂滴形成泡沫细胞积聚。

Ⅱ型:脂质条纹。动脉内膜见黄色条纹,为巨噬细胞成层并含脂滴,内膜有平滑肌细胞也含脂滴,有 T 淋巴细胞浸润。

Ⅲ型:斑块前期。细胞外出现较多脂滴,在内膜和中膜平滑肌层之间形成脂核,但尚未形成脂质池。

Ⅳ型:粥样斑块。脂质积聚多,形成脂质池,内膜结构破坏,动脉壁变形。

Ⅴ型:纤维粥样斑块。为动脉粥样硬化最具特征性的病变,呈白色斑块突入动脉腔内引起管腔狭窄。斑块表面内膜被破坏而由增生的纤维膜(纤维帽)覆盖于脂质池之上。病变可向中膜扩展,破坏管壁,并同时可有纤维结缔组织增生变性坏死等继发病变。

Ⅵ型:复合病变。为严重病变,由纤维斑块发生出血、坏死、溃疡、钙化和附壁血栓所形成。粥样斑块可因内膜表面破溃而形成所谓粥样溃疡,破溃后粥样物质进入血流成为栓子。

近年来由于冠脉造影的普及和冠脉内超声成像技术的进展,对不同的冠状动脉粥样硬化性心脏病患者的斑块性状有了更直接和更清晰的认识。从临床的角度来看,动脉粥样硬化的斑块基本上可分为2类:一类是稳定型即纤维帽较厚而脂质池较小的斑块;而另一类是不稳定型(又称为易损型)斑块,其纤维帽较薄,脂质池较大易于破裂。而就是这种斑块的破裂导致了心血管急性事件的发生。导致动脉粥样硬化斑块不稳定的因素包括血流动力学变化、应激、炎症反应等。其中炎症反应在动脉粥样硬化斑块不稳定和斑块破裂中起着重要作用。动脉粥样硬化斑块不稳定反映其纤维帽的机械强度和损伤强度的失平衡。斑块破裂释放组织因子和血小板活化因子,使血小板迅速黏附聚集形成白色血栓,血栓形成使血管急性闭塞而导致严重的持续的心肌缺血。同时斑块破裂导致大量的炎症因子的释放,可以上调促凝物质的表达,并能促进纤溶酶原激活剂抑制物-1的合成,从而加重血栓形成,并演变为红色血栓。血栓形成使血管急性闭塞而导致严重的持续性心肌缺血。

从动脉粥样硬化的慢性经过来看,受累动脉弹性减弱,脆性增加,其管腔逐渐变窄,甚至完全闭塞,也可扩张而形成动脉瘤。视受累的动脉和侧支循环建立情况的不同,可引起整个循环系统或个别器官的功能紊乱。

二、分类

(一)主动脉粥样硬化

主动脉粥样硬化大多数无特异症状。主动脉广泛粥样硬化病变,可出现主动脉弹性降低的相关表现,如收缩期血压升高、脉压增宽、桡动脉触诊可类似促脉等。X线检查可见主动脉结向左上方凸出,有时可见片状或弧状钙质沉着阴影。主动脉粥样硬化最主要的后果是形成主动脉瘤,以发生在肾动脉开口以下的腹主动脉处为最多见。其次在主动脉弓和降主动脉。腹主动脉瘤多在体检时查见腹部有搏动性肿块而发现,腹壁上相应部位可听到杂音,股动脉搏动可减弱。胸主动脉瘤可引起胸痛、气急、吞咽困难、咯血、声带因喉返神经受压而麻痹引起声音嘶哑,气管移位、阻塞,上腔静脉、肺动脉受压等表现。X线检查可见主动脉的相应部位增大;主动脉造影可显示梭形或囊样的动脉瘤。二维超声、X线或磁共振成像可显示瘤样主动脉扩张。主动脉瘤一旦破裂,可迅速致命。

(二)冠状动脉粥样硬化

冠状动脉粥样硬化可致心脏缺血、缺氧,导致心绞痛、心肌梗死,乃至猝死。

(三)脑动脉粥样硬化

一过性脑缺血发作可引起眩晕、头痛与昏厥等症状。随着动脉粥样硬化过程的进展,脑动脉管腔变窄,血流量明显减少,可造成脑的慢性缺血和缺氧。如脑动脉血栓形成或脑出血时,可有头痛、呕吐、意识丧失、瘫痪、失语等表现。后期脑萎缩时引起痴呆,有精神变态、行动失常、智力和记忆力减退以至性格完全变态等。

(四)肾动脉粥样硬化

夜尿增多常为肾动脉粥样硬化的早期症状之一。严重者可导致肾动脉高度狭窄引起肾血管性高血压。年龄在55岁以上而突然发生高血压者,应考虑本病的可能。肾动脉并发血栓形成可引起肾区疼痛、尿闭发热等。长期肾脏缺血可致肾萎缩并发展为肾衰竭。可引起顽固性高血压,如发生肾动脉血栓形成,可引起肾区疼痛、尿闭。

(五)肠系膜动脉粥样硬化

肠系膜动脉发生动脉粥样硬化可能引起消化不良、肠道张力减低、肠绞痛、便血与便秘等症状。血栓形成时,有剧烈腹痛、腹胀和发热。肠壁坏死时,可引起便血、麻痹性肠梗阻及休克等症状。

(六)下肢动脉粥样硬化

下肢动脉可由于血供障碍可出现下肢冰冷、麻木和间歇性跛行,休息后消失;严重者可有持续性疼痛,下肢动脉尤其是足背动脉搏动减弱或消失。当动脉管腔完全闭塞时可产生坏疽。

(七)小动脉粥样硬化

小动脉粥样硬化为末梢小动脉的弥漫性增生性病变,主要发生在高血压的患者。小动脉的硬化对脑和肾的血液供应影响最大。

三、分期

(一)隐匿期

隐匿期即临床无症状期。其过程长短不一,包括从较早的病理变化开始,如出现内皮细胞轻度受损、血小板黏着、结缔组织增生、平滑肌细胞轻度增殖或移位，以及脂质沉积等动脉粥样硬化的初始病变。此期管腔轻度狭窄。但尚无器官或组织受累的临床表现。

(二)缺血期

缺血期即临床心绞痛期。上述冠状动脉硬化损害继续发展，形成粥样斑块突向管腔，并部分阻塞管腔造成狭窄，引起心绞痛发作。

(三)坏死期

某些动脉硬化斑块发展很快，可破坏管壁，形成血栓或斑块破裂，进而部分或全部阻塞血管，引起器官组织坏死，临床可表现为不稳定型心绞痛、心肌梗死、心功能不全、心律失常，甚至猝死。

(四)纤维化期

长期缺血或坏死，器官组织可发生纤维化和萎缩，临床可表现为心功能不全、心律失常等。

四、中医对动脉粥样硬化的认识

动脉粥样硬化作为现代医学病名，虽然在中医的经典论著中并无"动脉粥样硬化"之称，但根据其受累部位的不同及所表现的各种临床症状，可涉及"痰浊""眩晕""中风""胸痹""头痛""真心痛""健忘""肾痹""痴呆""脱疽"等各篇中。有学者认为脉属"奇恒之腑"，为气血之通道，结合动脉粥样硬化作为动脉血管的病变，可表现为血管壁弹性减退、管腔狭窄导致血流动力学异常，所以他们将其归为"脉痹"范畴。

痰瘀互结、结于血脉是动脉粥样硬化的关键病机。动脉粥样硬化病变部位主要在血脉，气血的运行又以经络血脉为通道，血脉不仅是其生理通道，也是其主要受邪部位。一方面，膏脂虽为正常营养物质，但过剩则为害，其主要病理变化在于清从独化，变生痰湿。另一方面，血脉中之瘀亦可致痰，同样引发本病。如《诸病源候论·诸痰候》中说："诸痰者，此由血脉壅塞，饮水积聚而不消散，故成痰也。"阐明了瘀血化痰的病理过程，血中之痰浊是痰与血的混合物，是造成痰瘀互结的主要因素。这种病理状态持续发展下去，痰借血体，血借痰凝，凝血为瘀，痰瘀互结，着于血脉，血脉上凝结之痰瘀结块使脉管本身受损，局部气血的运行和温煦受阻，日久胶结不解，凝之愈坚，这种痰浊瘀血相凝之结块就是动脉粥样硬化斑块，即《丹溪心法卷二》所说的"痰挟瘀血，遂成窠囊"。由于痰浊黏滞重着，且易凝聚，随血流注，则身困重滞，肢麻沉重；痰浊上泛，蒙闭清窍，则头脑晕沉，头重如蒙；痰浊中阻，窒塞胸脘，则胸脘痞闷，泛恶欲吐；痰浊停聚，故见脉滑苔腻;痰瘀互结而有胸痹心痛,舌紫或瘀斑脉细涩等一系列病变。

五、中医治疗动脉粥样硬化的优势

在动脉粥样硬化治疗方面,西医无外乎降脂、抗凝、抗栓,以及扩血管,虽然能缓解患者的症状表现,并不能从根本上彻底解决问题。中医治疗方法多种多样,具有多靶点、多环节、多途径的优势。对于动脉粥样硬化的防治采取辨病与辨证相结合选药,借鉴中药药理试验结果选药组方,既考虑中医宏观证型,也顾及现代医学的微观辨病的治疗。不稳定斑块形成的主要机制是斑块的炎症反应、细胞外基质的重塑、脂质核心较大三大要素。在长期的应用和研究过程中,已经发现了很多具有抑制炎性细胞黏附、激活、降低血脂、维持血管内膜功能、抑制平滑肌细胞凋亡和基质降解等药理作用的中药及其有效成分,将中医辨证论治指导下的传统组方理论与针对发病机制的对症治疗相结合,充分发挥中药多靶点、多途径整体调节的优势,这也可能将为中医药稳定斑块、防治缺血性中风、冠状动脉粥样硬化性心脏病及血管性痴呆等疾病开辟一条新途径。

第二节　病因、病机

一、病因

(一)饮食不节,脾虚不运

《素问·经脉别论》记载:"饮入于胃,游溢精气,上输于脾,脾气散精,上归于肺,通调水道,下输膀胱,水精四布,五经并行",《灵枢·决气》曰:"中焦受气取汁,变化而赤是谓血",《景岳全书·脏象别论》所列:"血者,水谷之精气也,源源而来,而实生化于脾",《脾胃论》曾指出:"夫饮食入胃,阳气上行,津液与气入于心,贯于肺,充实皮毛,散于百脉"为后世"脾为生痰之源"的主要理论依据,以上均说明脾胃为气血生化之源,若饮食不节,恣食肥甘厚味,嗜酒豪饮,损伤脾胃,或正气亏虚,脾胃虚弱,运化失司,湿邪内生,胃失受纳,脾失健运,致所食水谷肥甘,不能化生精微,反成痰浊聚集体内。如《素问·痹论》言:"饮食自倍,肠胃乃伤",《素问·奇病论》曰:"数食甘美而多肥",《灵枢·逆顺肥瘦篇》云:"此肥人也……其为人也,贪于取与",《素问·通评虚实论》说:"肥贵人,则膏粱之疾也",说明过食肥甘,易致湿邪困脾,甘性缓,缓则脾气滞,使脾之清气不能化浊,血中脂质增高,阻遏经行,脉络不畅,而证见百出;《丹溪心法》云:"肥白之人,沉困怠惰是气虚",明·李中梓在《医宗必读》篇说:"脾土虚弱,清者难升,油者难降,留中滞脑,凝聚为痰。",明·张介宾亦云:"夫人之多痰,皆由中虚使然",《诸病源候论·虚劳痰饮候》有云:"劳伤之人,脾胃虚弱,不能克消水架,故为痰饮也。"再者《证治汇补》所言:"脾虚不运清迪,停滞津液而为痰生。"皆指正气不足或过度安逸,致使脾胃虚弱,运化无力,痰湿内生,从而血中脂质增高,最终导致动脉粥样硬化的形成。

(二)邪犯机体,日久成病

邪气主要有毒邪及湿热之邪。毒邪其有内外之分,如唐·王冰注《素问·五常政大论》中曰:"夫毒者,皆五行标盛暴烈之气所为也。""毒,厚也,害人之草",这里多指烟草之毒,《金匮要略·心典》记载:"毒,邪气蕴结不解之谓。"喻嘉言曾说:"外因者,天行不正之时毒也,起居传染之秽毒也。内因者,醇酒厚味之热毒也,郁怒横决之火毒也",可见外感六淫之邪及烟毒,可因外邪内侵,久而不除,蕴结而成;内生之毒邪多指脏腑功能气血运行紊乱,阴阳失和,致使体内毒邪化生。总之,内外毒邪侵犯机体日久,损伤正气,浸淫脉络,脉络受伤,气血津液运行失常而酿成痰瘀等邪,正是"无邪不有毒,热从毒化,变从毒起,瘀从毒结",所以毒邪是导致动脉粥样硬化的重要因素。现代医家认为湿热之邪是导致动脉粥样硬化的重要病因,《临证指南医案》篇中曾说:"初病湿热在经,久则瘀热入络",他们认为,无论是外感湿热之邪,还是内生湿热,湿为阴邪,其性枯滞,阻碍气机,气机失调,血行不畅,易滞为瘀,热为阳邪,煎熬津液,成为痰瘀,均可影响经络的气血运行,最终导致动脉粥样硬化的发生。有医者认为湿热之邪是导致动脉粥样硬化的主要因素,因此主张治疗动脉粥样硬化的主要治则是清热化湿。

(三)情志失调

情志失调,七情内伤,肝失疏泄,如《血证论·脏腑病机论》记载"木之性主于疏泄,食气入胃,全赖肝木之气以疏泄之,而水谷乃化。"因此肝的疏泄功能失调,则气机升降失调,易气滞血瘀,同时肝气横逆克脾胃,脾胃亏虚,水谷运化无力,聚而化痰。再者忧思伤脾,脾失运化,津液输布失调,聚而成痰;思虑伤心,心气郁结,则气血运行不畅,以致成瘀,痰瘀与脉络相互搏结,形成动脉粥样硬化。

(四)先天禀赋不足,年老体衰

肾主骨,生髓,为先天之本,其元气为一身诸气之根本,《医林改错》中曰:"元气既虚，必不能达于脉管，血管无气，必停留而瘀"，肾气亏虚，无力推动血液运行，易成瘀血，导致动脉粥样硬化的形成，而且肾阴虚则脉道湿滞，肾阳虚无力温晚，血行不畅，瘀血内生，阻于络脉。再者年老脾胃亏虚，痰湿内生，如《医宗必读》云："脾土虚弱，清者难升，浊者难降，留中滞膈，瘀而成痰。"另有心肾相交，水火相济，心为"君主之官"，心主血脉，心气推动血液运行，对人体各脏腑器官具有滋养的作用，《素问·五脏生成篇》说："诸血者，皆属于心"，《灵枢·决气》曰："中焦受气取汁，变化而赤，是谓血""壅遏营气，令无所避，是谓脉"，皆指出心的生理功能，若年老体虚及先天不足造成肾阴阳亏虚，心脉失养，则心气虚弱，血行不利，血停脉中，阻塞脉道，发为"瘀血"，如《灵枢·经脉》云："手少阴气绝则脉不通，脉不通则血不流。"有学者认为动脉粥样硬化与心主血脉功能失调有密切关系，强调在治疗动脉粥样硬化中，应以益气行血，活血通脉，调治心主血脉功能失调为主。随着年龄的增大，肝气衰弱，肝条达舒畅无力，易致痰瘀内生，这与动脉粥样硬化发病年龄相关，治疗上应以温养暖肝，振奋肝阳为主，恢复其功能。正如《灵枢·天年》记载："五十岁，肝气始衰"，《素问·上古天真论》"丈夫八岁肾气实……七八肝气衰，筋不能动"，《素问·阴阳应象大论》"年五十，体重，耳目不聪明矣"，上述诸论指出人五十岁左右，肝气开始衰弱，即出现病变征象。

（五）脉络瘀阻

《灵枢·经水》曾记载："若夫八尺之士，皮肉在此，外可切循度量而得之，其死可解剖而视之……脉之长短，血之清浊，皆有大数"，《素问·五脏别论》说："夫脉者，血之府也""心主身之血脉""心者其充在血脉""肺朝百脉""脑、髓、骨、脉、胆……名曰奇恒之腑"等，对脉与心、肺的关系进行了明确的阐述，汉·张仲景则在《伤寒杂病论》中明确提出"脉络"的概念，如《金匮要略·水气病脉并治》记载："沉则脉络虚"，并以专篇论述脉络病变，并创立治疗脉络病变的通络方药，其后清代名家叶天士在继承其理论基础上，提出"络以辛为泄"的治疗法则，同时针对脉络病证的病机，提出理气、活血、化痰、补虚等法，丰富了脉络病变的辨证及治疗内容。有学者在此基础上提出"脉络-血管系统病"概念，其认为狭义的"脉络-血管系统病"是指以动脉粥样硬化为主要发病机制的心脑血管疾病及动脉粥样硬化闭塞症等疾病，提出络气郁滞（或虚滞）为其始动因素与动脉粥样硬化形成过程的血管内皮功能障碍有关，并因此认为的脉络瘀阻是导致动脉粥样硬化的病理环节，根据其所处部位不同分别表现为心、脑、周围血管等不同疾病，中医统称之为络病。

二、病机

(一)气虚血瘀

《素问·举痛论》曰:"百病生于气",气为血帅,气行则血行,气虚血行无力,血液瘀阻于心脉。气虚血瘀与动脉粥样硬化的发生、发展有着内在的重要联系。

(二)痰浊凝聚

动脉粥样硬化病变部位主要在血脉,其既是生理通道,也是主要的受邪部位。"痰瘀同病",痰浊内生,阻碍气机,气机不畅则瘀血内生,痰浊留滞血脉之中是动脉粥样硬化的重要病理因素之一。血瘀证的出现是动脉粥样硬化进一步发展,病情加重的重要标志,是演变成一系列心脑血管疾病的必然转归。《医学正传》曰:"津液稠黏,为痰为饮,积久渗入脉中,血为之浊。"另一方面,血脉中之瘀亦可致痰,引发本病。《诸病源候论·诸痰候》曰:"诸痰者,此由血脉壅塞,饮水积聚而不消散,故成痰也。"《血证论》则明确指出:"瘀血既久,亦能化为痰水"。血中之痰浊是痰与血的混合物,是造成痰瘀互结的初始阶段,阐明了瘀血化痰的病理过程。这种病理状态持续发展,痰借血体,血借痰凝,凝血为痰,痰瘀互结,着于血脉,血脉上凝着之痰瘀结块,即成动脉粥样硬化斑块。

(三)湿热内蕴

《临证指南医案》指出:"初病湿热在经,久则瘀热入络",湿性黏滞,易阻碍气机,血行失畅,滞而为瘀。热为阳邪,其性耗散,煎液成痰,熬血成瘀,或热伤血络,血不归经,离经之血成瘀。说明湿热蕴蒸日久可以导致血瘀。湿热化瘀是动脉粥样硬化发生、发展的主要病理环节,无论是外感湿热证,还是内伤杂病湿热证,湿热蕴化日久,入营动血,瘀血内生,均可影响经络血脉。从而导致动脉粥样硬化相关性疾病的发生。其病理机制可能为以下几点。

(1)《血证论》曰:"病水者亦未尝不病血也。"湿性凝滞,易阻碍气机,血行失畅,则滞而为瘀。

(2)热为阳邪,其性耗散,煎液成痰,熬血成瘀,痰瘀互结。

(3)热伤血络,血热妄行,离经之血则为瘀。

(4)湿热日久,必耗气伤阴,气虚则无力行舟,阴虚则无水行舟,必生血瘀诸证。

(四)毒邪致病

毒邪多指热毒,源自脏腑虚损,阴阳失衡,气血运行失利,终致营卫失和而壅滞,积瘀成热,蓄热成毒,则热毒内生。吸烟、饮酒、多食肥甘厚味皆生瘀,痰瘀交阻,瘀久化热,热极生毒,痰瘀化热,久而蕴毒等。毒邪致病,亦可因毒而成痰成瘀。其病理机制可能为以下几点。

1.因毒成痰

因毒成痰的原因有2方面：①毒邪侵犯机体，造成脏腑功能障碍，津液不能正常输布代谢，滞留体内，凝聚而为痰饮；②津液受热毒煎熬成痰。

2.毒邪致瘀

毒邪致瘀的原因有5方面：①毒邪煎熬熏蒸血液，血凝成瘀；②毒邪伤络，血溢成瘀；③毒邪伤津耗阴，阴伤血滞为瘀；④毒塞气机，血脉凝滞；⑤热毒损脏，血行失司。反之，痰饮、瘀血作为津液代谢的病理产物，其本身皆能化毒为害，形成痰毒、瘀毒，且津血同源，痰瘀相关，毒、痰、瘀三者相互促生，形成恶性循环，以毒为引发关键，以痰、瘀为有形之病灶，中医认为感染、炎症是毒邪所致的病理变化。

(五)脏腑功能失调

1.脾虚失运

脾胃为气血生化之源，脾主运化，主升清降浊。脾胃是化生水谷精微的主要脏腑，血由水谷精微化生而来，《景岳全书》说："血者水谷之精气也，源源而来，而实生化于脾。"脾之运化失常，过盛水谷化为脂浊入脉中形成痰浊；或素体脾虚，不能运化水谷而聚湿成痰，痰入脉中，血行不利，成为瘀血，都可影响机体血脂代谢，导致动脉粥样硬化的发生。

2.肝失疏泄

《血证论·脏腑病机论》曰"木之性主于疏泻，食气入胃，全赖肝木之气以疏泻之，而水谷乃化。"可见后天脾胃需在肝气正常，疏泻有序的基础上，其自身气机才能升降协调。肝气衰弱，肝条达舒畅无力，气机易郁滞失疏，气滞则血瘀；同时肝气横逆脾胃，脾胃升降功能受限制，水津湿气不布，聚而化痰。

3.肾气虚衰

肾主元气，而元气为一身诸气之根本，《医林改错》说："元气既虚，必不能达于脉管，血管无气，必停留而瘀"，肾气虚无力驱邪外出，形成瘀血，可导致动脉粥样硬化斑块的缓慢进展，皆以肾脏阴阳的虚衰、失调为基础。

综上所述，本病病因、病机不外乎脏腑亏虚，加之湿热、痰纯、瘀血、毒邪等实邪所致本虚标实之证，其病理变化主要表现为本虚标实，虚实夹杂，本虚以心、脾、肝、肾四脏为本病之本，标实以湿热、痰浊、瘀血及毒邪等为本病之标，其间又往往交错夹杂，相互并见，因此无论外因致虚，还是本虚致实，引发的实邪病理产物，最终导致五脏虚损，发为本病，其关键为正虚邪实相互夹杂，邪留血脉，脉络损伤，血府失柔。

第三节 诊断与鉴别诊断

一、诊断

(一)临床表现

1.一般表现

脑力和体力衰退,触诊体表动脉如颞动脉、桡动脉、肱动脉等可发现变窄、变长、迂曲和变硬。

2.主动脉粥样硬化

大多数无特异性症状。叩诊时可发现胸骨柄后主动脉浊音区增宽;主动脉瓣区第二心音亢进而带金属音调,并有收缩期杂音。收缩期血压升高,脉压增宽,桡动脉触诊可类似促脉。X线检查可见主动脉结向左上方凸出,主动脉扩张与扭曲,有时可见片状或弧状的斑块内钙质沉着影。主动脉粥样硬化还可形成主动脉瘤。腹主动脉瘤多因体检时查见腹部有搏动性块肿而发现,腹壁上相应部位可听到杂音,股动脉搏动相应部位可听到杂音,股动脉搏动可减弱。胸主动脉瘤可引起胸痛,气急,吞咽困难,咯血,声带因喉返神经受压而麻痹,气管移位或阻塞,上腔静脉或肺动脉受压等表现。X线检查可见主动脉的相应部位增大;主动脉造影可显示出梭形或囊样的动脉瘤。二维超声显像可显示瘤样主动脉扩张。主动脉瘤一旦破裂,可迅速致命。

3.冠状动脉粥样硬化

冠状动脉粥样硬化可引起心绞痛、心肌梗死及心肌纤维化等。

4.脑动脉粥样硬化

脑缺血可引起眩晕、头痛与昏厥等症状。脑动脉血栓形成或破裂出血时引起脑血管意外,有头痛、眩晕、呕吐、意识突然丧失、肢体瘫痪、偏盲、失语等表现。脑萎缩时引起痴呆,有精神变态,行动失常,智力及记忆力减退以致性格完全变化等症状。

5.肾动脉粥样硬化

肾动脉粥样硬化临床并不多见,可引起顽固性高血压,年龄在 55 岁以上而突然发生高血压者,应考虑本病的可能。如有肾动脉血栓形成,可引起肾区疼痛、尿闭及发热等。

6.肠系膜动脉粥样硬化

肠系膜动脉粥样硬化可能引起消化不良、肠道张力减低、便秘与腹痛等症状。血栓形成时,有剧烈腹痛、腹胀和发热。肠壁坏死时,可引起便血、麻痹性肠梗阻及休克等症状。

7.四肢动脉粥样硬化

四肢动脉粥样硬化以下肢较多见,尤其是腿部动脉,由于血供障碍而引起下肢发凉、麻木和间歇性跛行,即行走时发生腓肠肌麻木、疼痛以致痉挛,休息后消失,再走时又出现;严重者可有持续性疼痛,下肢动脉尤其是足背动脉搏动减弱或消失。动脉管腔若完全闭塞时可产生坏疽。

(二)实验室及其他检查

1.血脂检查

动脉硬化患者多有脂代谢失常,主要表现为血总胆固醇增高、高密度脂蛋白胆固醇降低、血甘油三酯增高、血 β 脂蛋白增高、载脂蛋白 β 增高、载脂蛋白 A 降低、脂蛋白电泳图形异常,90%以上的患者表现为 Ⅱ 或 Ⅳ 型高脂蛋白血症。

2.血流动力学检查

血黏滞度增高,血小板活性可增高。

3.X 线检查

选择性动脉造影可以显示其硬化所造成的管腔狭窄性病变,以及病变的部位、范围和程度。

4.其他检查

心电图、超声心动图、脑血流图、脑地形图、多普勒超声检查、肢体电阻抗图、脑电阻抗图、脑 X 线、磁共振电脑断层显像图。

二、鉴别诊断

(一)梅毒性主动脉炎

梅毒性主动脉炎是梅毒螺旋体进入主动脉外层与中层导致的主动脉炎,有梅毒病史且未经充分治疗,梅毒血清反应阳性,患者无主动脉硬化的危险因素,如高血压、高血脂、糖尿病等,梅毒螺旋体极易在升主动脉内生长,因此病变主要影响升主动脉。而主动脉粥样硬化自升主动脉根部向弓部蔓延,常累及腹主动脉、肾动脉及其他大、中、小动脉。梅毒性主动脉炎病程长,升主动脉和主动脉弓局部增宽、膨出,部分患者可见升主动脉线条状钙化,而主动脉粥样硬化显示块状钙化。

(二)纵隔肿瘤

纵隔可分为前、中、后纵隔,气管和心脏大血管所在的部位为中纵隔。中纵隔常见的肿瘤有淋巴瘤、支气管囊肿、心包囊肿。纵隔肿瘤不受年龄限制,从儿童到老年各个年龄均可发病,多数通过常规 X 线检查发现,肿块常无膨胀性搏动。而主动脉粥样硬化所致的主动脉扩张,可见纵隔增宽,X 线透视下有明显的搏动。血管造影、MRI 和 CT 检查均有助于鉴别。

(三)其他鉴别

(1)冠状动脉粥样硬化引起的心绞痛和心肌梗死,须与其他冠状动脉病变所引起者相鉴别。

(2)心肌纤维化须与其他心脏病,特别是心肌病相鉴别。

(3)脑动脉硬化所引起的脑血管意外,需与其他原因引起的脑血管意外相鉴别。

(4)肾动脉粥样硬化所引起的高血压,须与其他原因引起的高血压相鉴别;肾动脉血栓形成须与肾结石相鉴别。

(5)四肢动脉粥样硬化所产生的症状,须与其他病因的动脉病变所引起的症状相鉴别。

第四节　治　　疗

一、临床常用中药

(一)芳香开窍类

1.麝香

本品能改变血-脑屏障的通透性,增强中枢神经系统的耐缺氧能力,改善脑循环,具有兴奋中枢、抗脑损伤、改善学习记忆的作用。麝香还有明显的强心作用,能增强心肌收缩力和心排血量。麝香注射液可促进损伤神经的功能修复。麝香水剂具有扩血管作用。麝香酮能明显增加子宫收缩频率和强度,并有抗早孕和抗着床作用;麝香有一定的抗炎作用,其抗炎作用与氢化可的松相似;麝香还有抗肿瘤、免疫抑制等作用。其药性为味辛,性温。归心、脾经。具有开窍醒神,活血通经,消肿止痛的功效。多入丸散用,外用适量。孕妇禁用。

2.冰片

从樟科植物樟中提取的天然冰片主要成分为右旋龙脑,从菊科植物艾纳香中提取的冰片主要含左旋龙脑,含少量桉油精、左旋樟脑、倍半萜醇等。机制冰片除含有龙脑外,还含有大量异龙脑。本品对中枢神经系统具有兴奋和抑制双重作用,龙脑、异龙脑均有耐缺氧作用,并改善缺血脑组织能量代谢,减轻脑损伤;还能抗心肌缺血,局部应用对感觉神经有轻微刺激,有一定的止痛及温和的防腐作用;对金黄色葡萄球菌、乙型溶血性链球菌、甲型溶血性链球菌、肺炎链球菌和大肠埃希菌等在试管内均有明显抗菌作用,呈现出低浓度抑菌,高浓度杀菌的作用;还能抗生育,并具有促进药物吸收、影响药物分布等作用。其药性为味辛、苦,性微寒。归心、脾、肺经。具有开窍醒神,清热止痛的功效。入丸散用,外用研粉点敷患处。孕妇慎用。

3.苏合香

本品具有穿透血-脑屏障、兴奋中枢、抗缺氧等作用,并能对抗心肌梗死,增强耐缺氧能力,能减慢心率,改善冠状动脉流量和降低心肌耗氧;苏合香脂有明显抗血小板聚集作用,苏合香还能明显延长血浆复钙时间和凝血酶原时间,降低纤维蛋白原含量和促进纤溶酶活性。苏合香有祛痰作用,并有较弱的抗菌作用,可用于各种呼吸道感染;可缓解局部炎症,促进溃疡与创伤的愈合,所含桂皮酸具有抗菌、防腐、利胆、止泻等作用。其药性为味辛、性温。归心、脾经。具有开窍醒神,辟秽,止痛的功效。宜入丸散服。

4.石菖蒲

石菖蒲水提液、挥发油或细辛醚、β-细辛醚均有镇静、抗惊厥、抗抑郁、改善学习记忆和抗脑损伤作用,并能调节胃肠运动。石菖蒲总挥发油对豚鼠气管平滑肌具有解痉作用;β-细辛醚能增加小鼠腹腔注射酚红后离体气管段酚红排出量,并延长二氧化硫致小鼠咳嗽的发作潜伏期,减少咳嗽次数,呈现出较好的平喘、祛痰和镇咳作用;石菖蒲还有改善血液流变性、抗血栓、抗心肌缺血损伤等作用。其药性为味辛、苦,性温。归心、胃经。具有开窍豁痰,醒神益智,化湿开胃的功能。常煎服。

(二)活血化瘀类

1.川芎

川芎嗪能扩张冠状动脉,增加冠状动脉血流量,改善心肌的血氧供应,并降低心肌的耗氧量,可扩张脑血管,降低血管阻力,显著增加脑及肢体血流量,改善微循环。本品辛散温通,既能祛风通络止痛,又可治风湿痹痛,常配独活、秦艽、防风、桂枝等药同用。其药性为味辛、性温。归肝、胆、心包经。具有活血行气，祛风止痛的功效。常煎服。阴虚火旺、多汗、热盛及无瘀之出血症和孕妇均当慎用。

2.乳香

乳香有镇痛、消炎、升高白细胞计数的作用，并能加速炎症渗出排泄，促进伤口愈合；所含蒎烯有祛痰作用；乳香能明显减轻阿司匹林、保泰松、利血平所致胃黏膜损伤及应激性黏膜损伤，减低幽门结扎性溃疡指数及胃液游离酸度。其药性为味辛、苦，性温。归心、肝、脾经。具有活血行气止痛，消肿生肌的功效。常煎服，宜炒去油用。外用适量，生用或炒用，研末外敷。胃弱者慎用，孕妇及无瘀滞者忌用。

3.丹参

本品能抗心律失常，扩张冠状动脉，增加冠状动脉血流量，调节血脂，抗动脉粥样硬化；能改善微循环，提高耐缺氧能力，保护心肌；可扩张血管，降低血压；能降低血液黏度，抑制血小板聚集，对抗血栓形成；能保护肝细胞损伤，促进肝细胞再生，有抗肝纤维化作用；能改善肾功能、保护缺血性肾损伤。此外，丹参还有一定的镇静、镇痛、抗炎、抗过敏作用。脂溶性的丹参酮类物质有抗肿瘤作用。丹参总提取物有一定的抗疲劳作用。其药性为味苦，性微寒。归心、肝经。具有活血调经，祛瘀止痛，凉血消痈，清心除烦的功效。常煎服，活血化瘀宜酒炙用。反藜芦，孕妇慎用。

4.红花

本品有轻度兴奋心脏、降低冠状动脉阻力、增加冠状动脉流量和心肌营养性血流量的作用，可保护和改善心肌缺血，缩小心肌梗死范围。其药性为味辛，性温。归心、肝经。具有活血通经，祛瘀止痛的功效。常煎服，外用适量。孕妇忌用，有出血倾向者慎用。

5.水蛭

水蛭水煎剂有较强抗凝血作用，能显著延长纤维蛋白的凝聚时间，水蛭提取物、水蛭素对血小板聚集有明显的抑制作用，抑制大鼠体内血栓的形成，对弥散性血管内凝血有很好的治疗作用。其药性为味咸、苦，性平。有小毒。归肝经。具有破血通经，逐瘀消癥的功效。可煎服，或研末服，以入丸、散或研末服为宜。或以鲜活者放置于瘀肿局部吸血消瘀。孕妇及月经过多者忌用。

6.全蝎

东亚钳蝎毒和从粗毒中纯化得到的抗癫痫肽有明显的抗癫痫作用；全蝎对

番木鳖碱、烟碱、戊四氮等引起的惊厥有对抗作用;全蝎提取液有抑制动物血栓形成和抗凝作用;蝎身及蝎尾制剂对动物躯体痛或内脏痛均有明显镇痛作用;蝎尾镇痛作用比蝎身强约5倍;全蝎水、醇提取物分别对人体肝癌和结肠癌细胞有抑制作用。其药性为味辛,性平。有毒。归肝经。具有息风镇痉,攻毒散结,通络止痛扡功效。常煎服或研末吞服。外用适量。本品有毒,用量不宜过大。孕妇慎用。

7.地龙

地龙水煎液及地龙解热碱有良好的解热作用;热浸液、醇提取物对小鼠和家兔均有镇静、抗惊厥作用;广地龙次黄嘌呤具有显著的舒张支气管作用;并能拮抗组织胺及毛果芸香碱对支气管的收缩作用;广地龙酊剂、干粉混悬液、热浸液、煎剂等,均有缓慢而持久的降压作用;地龙提取物具有纤溶和抗凝作用。此外,地龙还具有增强免疫、抗肿瘤、抗菌、利尿、兴奋子宫及肠平滑肌作用。其药性为味咸,性寒。归肝、脾、膀胱经。具有清热定惊,通络,平喘,利尿的功效。常煎服。

二、辨证论治

(一)肾精亏虚证

头晕头痛,目眩耳鸣,健忘,思维不易集中,或郁或呆,腰酸腿软,心烦不寐,肢体麻木,舌黯红苔少,脉弦细或细涩。

1.治法

滋阴补肾,填补精髓。

2.代表方剂

加减右归饮。熟地黄15 g,怀山药15 g,山茱萸12 g,枸杞子15 g,龟甲胶12 g(烊化),鹿角胶12 g(烊化),菟丝子15 g,杜仲15 g,何首乌12 g,女贞子12 g,益智仁10 g。水煎服。

方中熟地黄、怀山药、山茱萸、枸杞子、龟甲胶、菟丝子、女贞子、杜仲补肾填精;何首乌、鹿角胶滋养精血;益智仁既可以固肾涩精,又可以温胃健脾,防止以上补益药的过分滋腻。诸药合用,有补益精血,充填脑髓功用。

3.加减

若兼气短乏力,声低语微者,加黄芪20 g、人参10 g,以补气;精神呆钝者,加石菖蒲12 g、远志10 g,以醒神益智;若兼阳气不足,畏寒肢冷,腰膝酸软,夜尿频频者,加肉桂1.5 g(焗煎)、熟附子12 g,以温肾助阳;若腹胀,便溏者,去熟地黄、何首乌,加砂仁10 g,行气消滞;若肢肿者,加茯苓皮30 g、泽泻20 g,以利水消肿。

(二)痰阻脉络证

胸闷如窒而痛,或痛引肩背,气短喘促,痰多,肢体沉重,形体肥胖,舌苔浊腻或白滑腻,脉滑。

1.治法

通阳宣痹,化痰泄浊,健脾和胃。

2.代表方剂

涤痰汤。陈皮 10 g,法半夏 12 g,胆南星 10 g,枳实 12 g,石菖蒲 10 g,党参 18 g,白术 12 g,茯苓 15 g,炙甘草 6 g,生姜 3 片,大枣 4 枚。水煎服。

方中陈皮、法半夏、胆南星燥湿除痰;枳实行气宽胸消痞;党参、白术、茯苓、炙甘草健脾益气,化湿以除痰;石菖蒲化痰以开窍。

3.加减

若痰浊化热者,加大黄 3～6 g、荷叶 15 g,以清热泄浊;若心胸窒闷痛明显者,加瓜蒌皮 15 g、薤白 15 g,以豁痰宽胸;若眩晕头痛者,加天麻 12 g、川芎 10 g,以熄风通络;胁下有痞块者,去党参、白术,加香附 10 g、延胡索 12 g、丹参 18 g、鳖甲 18 g(先煎),以行气活血软坚散结。

(三)瘀血痹阻证

胸部疼痛如针刺状,固定不移,入夜更甚,时有心悸不宁,时而项僵肢麻。舌质紫暗,或瘀斑瘀点,舌下络脉迂曲,脉沉涩。

1.治法

疏肝理气,活血通脉。

2.代表方剂

血府逐瘀汤。桃仁 12 g,红花 9 g,当归 9 g,地黄 15 g,赤芍 12 g,川芎 9 g,牛膝 12 g,桔梗 10 g,柴胡 10 g,枳壳 10 g,甘草 6 g。水煎服。

方中桃仁、红花、赤芍、当归、地黄、川芎活血化瘀,其中当归、川芎、地黄、赤芍尚兼有养血之功,柴胡、枳壳、赤芍疏肝理气,行气开胸;桔梗载药上行,升提肺气;牛膝引药下行,疏通血脉;甘草和调诸药。

3.加减

若胁痛明显者,加香附 15 g、延胡索 12 g,以疏肝理气;眩晕明显者加天麻 12 g、法半夏 15 g,以熄风化痰;乏力,短气懒言者,加人参 9 g(另炖)、黄芪 20 g,以益气扶正;手足麻木者,加桂枝 10 g、姜黄 12 g,以祛风通络。

(四)湿热内蕴证

头重身倦,心胸烦闷,头昏目朦,腹胀纳呆,口干口苦,便溏秽臭,小便黄浊,肌肤、眼睑常有痰核,色橙黄,舌质偏红,苔黄浊腻,脉象滑数。

1.治法

清热化湿,行气消滞。

2.代表方剂

茵陈蒿汤加减。茵陈蒿 18 g,大黄 3 g,栀子 10 g,虎杖 12 g,荷叶 12 g,山楂 15 g,泽泻 15 g,藿香 12 g,甘草 6 g。水煎服。

方中茵陈蒿汤清泄肝胆湿热;虎杖、泽泻、荷叶清热祛湿;加藿香、山楂化湿消滞,甘草调和诸药。诸药配合共奏清热化湿、行气消滞之效,对于由于饮食不节,恣食膏粱厚味,醇酒乳酪引起的湿热阻滞者甚效。

3.加减

若大便秘结者,大黄、虎杖可适当加量,并加枳实 12 g、决明子 15 g 以加强通便之力;寐差者,加黄连 6 g、淡竹叶 9 g,以清心泄热;症见胁痛、目赤、口干、脉弦数者,加龙胆草 10 g、柴胡 9 g、夏枯草 15 g,以清泄肝胆之火;肌肤眼睑有橙色痰核者,加夏枯草 15 g、海藻 15 g、昆布 15 g,以化痰消脂;饮酒成癖者,加枳椇子 15 g、葛花 9 g,以解酒;心下病,加黄连 6 g、法半夏 9 g、瓜蒌皮 18 g。以宽胸消痞。

(五)脾虚湿盛证

头重体倦,腹胀纳呆,乏力懒言,口淡不渴,大便溏薄,小便清长,健忘,面色欠华,或有下肢肿,眼睑虚浮,或肢体麻木,舌体淡胖,边有齿痕,苔白浊腻,脉缓无力。

1.治法

益气健脾,和胃渗湿。

2.代表方剂

加味参苓白术散。党参 18 g,茯苓 15 g,白术 12 g,怀山药 15 g,炙甘草 6 g,薏苡仁 20 g,桔梗 12 g,砂仁 8 g(后下),泽泻 15 g,猪苓 12 g,荷叶 12 g。水煎服。

方中党参、茯苓、白术、怀山药、炙甘草益气健脾;砂仁行气和胃;泽泻、猪苓、薏苡仁渗湿;荷叶、桔梗除痰化湿。诸药配合,有益气健脾、和胃渗湿、除痰化浊消滞之效。

3.加减

健忘、失眠者,加益智仁 10 g、石菖蒲 12 g,以安神益智;肢肿面浮者,加黄芪 24 g、防己 9 g,以加强益气利水消肿;兼食滞者,加山楂 15 g、莱菔子 15 g,以消食导滞;肢体麻木者,加桂枝 12 g、赤芍 12 g,以温通活血。

(六)阴虚阳亢证

眩晕头痛,烦躁易怒,失眠多梦,腰膝酸软,耳鸣目涩,五心烦热,夜间盗汗,肢体麻木,舌红少苔乏津或无苔,脉弦细数。

1.治法

滋阴补肾,平肝潜阳。

2.代表方剂

天麻钩藤饮。天麻 12 g,钩藤 18 g,杜仲 18 g,牛膝 12 g,白芍 12 g,茯苓 15 g,桑寄生 15 g,栀子 10 g,石决明 30 g,夜交藤 18 g,女贞子 12 g,决明子 15 g,甘草 6 g。水煎服。

方中杜仲、牛膝、女贞子补肾;白芍、桑寄生养血和肝;天麻、钩藤、石决明、决明子平肝熄风;栀子清热除烦,夜交藤养血安神;甘草协调诸药,共同发挥补肾平肝潜阳之功效。

3.加减

若烦躁失眠者,去桑寄生、牛膝,加酸枣仁 18 g、合欢皮 18 g,以安神除烦;若兼气短、心悸者,去牛膝、桑寄生,加党参 18 g、麦冬 15 g、五味子 10 g,以益气养阴;若兼心翳胸痛者,去女贞子、石决明,加丹参 18 g、三七 3 g(冲服),以活血通痹;五心烦热者,去桑寄生、茯苓、牛膝,加牡丹皮 15 g、知母 9 g、黄柏 9 g,以滋阴清热;多汗者,加龙骨 30 g(先煎),以固涩敛汗;肢体麻木者,去石决明、栀子,加毛冬青 20 g、丹参 15 g,以活血通络;头项强痛者,加葛根 30 g,以解肌止痛。

三、外治法

(一)针灸

1.动脉粥样硬化心阳虚者

(1)常用穴位:内关、神门或大椎、关元、足三里。

(2)手法:针刺,用补法,得气后留针 5～20 分钟。日针 1 次,10 次为 1 个疗程,休息 2～5 天后可行第 2 个疗程,共 1～4 个疗程。

2.动脉粥样硬化心血瘀阻者

(1)常用穴位:心俞、巨阙、膻中、血海、膈俞。

(2)手法:针刺用泻法,得气后留针 20 分钟。日针 1 次,10 次为 1 个疗程,休息 2～5 天后可行第 2 个疗程,共 1～4 个疗程。

3.动脉粥样硬化痰浊阻滞者

(1)常用穴位:足三里、丰隆、脾俞、肺俞。

（2）手法：针刺用泻法，每次 10 分钟。日针 1 次，10 次为 1 个疗程，休息 2～5 天后可行第 2 个疗程，共 1～4 个疗程。

4.动脉粥样硬化肝阳上亢者

（1）常用穴位：风池、肝俞、曲池、太冲、太溪。

（2）手法：针刺用泻法或平补泻法，留针 20 分钟。日针 1 次，10 次为 1 个疗程，休息 2～5 天后可行第 2 个疗程，共 1～4 个疗程。

（二）推拿

1.心阳虚

心阳虚者取左灵墟、天池、心俞、屋翳等穴，采用掌擦法，复合震颤法，每分钟 200 圈左右。

2.心气虚

心气虚者推拿心前区、内关、膻中、三阴交、足三里等穴，每穴 3～4 分钟，早晚各 1 次。

3.心血瘀阻

心血瘀阻者揉擦涌泉，按摩内关、合谷、膻中、足三里等，每日早晚各 1 次；再按心前区、天池、灵墟等穴 12 分钟，再按背部心俞 4 分钟，每日 2 次。

4.痰浊内阻

痰浊内阻者取腹部中脘、天枢穴，用一指禅推法及摩法治疗 6～8 分钟，再按揉脾俞、胃俞、足三里、内关、丰隆；然后在左侧背部横擦，以透热为度。

5.肝阳上亢

肝阳上亢者先推桥弓，自上而下，每侧各 20 余次，交替进行，再用扫散法在头侧胆经循行部自前向上方后下方操作，两侧交替进行各数 10 次，配合按角孙穴，然后按揉太冲、行间穴，以酸胀为度，最后擦两足涌泉，以透热为度。

第五节　病案精选

病案一　**肝气郁结，枢机不利证**

于××,女,52 岁。初诊。

主诉:心前区不适 3 年余。

病史:既往有冠状动脉粥样硬化性心脏病病史 3 年多。平素口服阿司匹林肠溶片、阿托伐他丁钙片、酒石酸美托洛尔、麝香保心丸等药治疗,效果不理想。后又以活血化瘀、宽胸通阳等中药治疗亦不见好转。

现主症:心前区不适阵作,心烦心悸,伴头晕,口干,食欲缺乏,舌苔薄白,脉弦滑结代。

诊断:胸痹(肝气郁结,枢机不利)。

治法:清热化痰,和解枢机。

处方:小柴胡汤加减。柴胡 12 g,姜半夏 10 g,黄芩 10 g,甘草 6 g,大枣 5 个,人参 10 g,生姜 3 片,瓜蒌 15 g,服药 5 剂。

二诊:患者胸满胸痛,心悸气短,头晕等证均明显改善。因家中亲属亦有学医之人,检视上方乃小柴胡汤,乃云:小柴胡汤者,乃《伤寒论》治疗热病方也,不可用于冠状动脉粥样硬化性心脏病,考虑有效乃疏肝之意。然动脉硬化之病应用活血化瘀之专药。遂改方如下:柴胡 10 g,当归 10 g,赤芍 10 g,丹参 30 g,川芎 10 g,白术 10 g,茯苓 10 g,炙甘草 10 g,生姜 3 片,薄荷 3 g。服药 5 剂后,胸满胸痛,心悸气短等证又见加剧。遂多次行心电图检查可见频发室性期前收缩、ST 段压低、T 波倒置。故再次来诊。查其除胸满胸痛,心悸气短外,脉仍见弦滑结代而兼涩。遂仍以初诊原方继服 7 剂。

三诊:患者诸症减轻,嘱其原方继服 20 剂后,复查心电图显示正常。

按语

本证乃痰郁、气滞,病位在肝胆之病,自当以疏达为是,病因为痰、郁者,应予疏肝、化痰,故得愈也。所谓专药为何不效,此话实属武断,我们若下"治某某病之专药的结论",未免太早,因为这些理论和实践尚缺乏长期临床检验。实践出真知、实践是检验真理的标准,切忌教条主义。

病案二　气阴两虚,痰气郁结证

丁××,男,64 岁。

主诉:头晕、头昏沉 5～6 年。

病史:既往有高脂血症 7～8 年,平素口服阿托伐他汀钙片治疗。有高血压病病史 10 余年,血压平素口服贝那普利、苯磺酸氨氯地平控制在 130/60 mmHg左右。有腔隙脑梗死病史 3～4 年。近 5～6 年来血压控制稳定的情况下,仍时感头晕、头昏沉,偶有头痛,曾行颈动脉彩超示:双侧颈动脉硬化并左侧斑块形成,右椎动脉狭窄并供血不足。曾寻医予口服倍他司汀片、盐酸氟桂利嗪胶囊、银杏叶片等药物,并结合中药清热泻火、活血逐瘀之剂及针灸治疗,效果均不理想。

现主症:头晕、头昏沉阵作,偶有头痛,时伴胸满心烦,咽喉有异物阻塞感,纳呆,入睡困难,舌苔薄白,左脉沉伏欲绝,右脉虚缓。

诊断:眩晕(气阴两虚,痰气郁结)。

治法:补气养阴,理气化痰。

处方:生脉饮合温胆汤加减。黄芪 15 g,当归 6 g,人参 10 g,麦冬 10 g,五味子 10 g,竹茹 10 g,枳实 10 g,半夏 10 g,陈皮 10 g,甘草 6 g,石菖蒲 10 g,远志 10 g,玄参 15 g,7 剂。水煎服。

二诊:患者诉未再发作头痛,失眠骤然好转,头晕头昏沉较前减轻,嘱其原方继服14剂。因患者未再来诊,电话随访述诸症消失,精神好转,饮食正常,中药已停。

按语

动脉硬化多从血瘀论治,奈何此证却主用气药?细审其证,综合脉证,思之:右脉虚,左脉亦沉者,此乃气血俱虚也;左脉沉伏欲绝者,气滞血瘀也;虚缓者,痰湿阻滞也。脉证合参论之,乃气阴两虚,痰气郁结,郁而化火之证。此病前已用活血逐瘀之剂,然均无效果,因此舍而不用。今按脉象主病论治果然效如桴鼓,可见从何论治,不可早日断言。

第五章

心 肌 炎

第一节 概 述

一、定义

心肌炎是心肌的炎症性疾病。最常见病因为病毒感染。细菌、真菌、螺旋体、立克次体、原虫、蠕虫等感染也可引起心肌炎,但相对少见。非感染性心肌炎的病因包括药物、毒物、放射、结缔组织病、血管炎、巨细胞心肌炎、结节病等。起病急缓不定,少数呈暴发性导致急性泵衰竭或猝死。病程多有自限性,但也可进展为扩张型心肌病。本节重点叙述病毒性心肌炎。

多种病毒都可能引起心肌炎。柯萨奇 B 组病毒、细小病毒 B-19、人疱疹病毒 6 型、埃可病毒、脊髓灰质炎病毒等为常见病毒。柯萨奇 B 组病毒是最为常见的致病原因,占 30%～50%。此外,人类腺病毒、流感病毒、风疹病毒、单纯疱疹病毒、脑炎病毒、肝炎(A、B、C 型)病毒、Epstein-Barr 病毒、巨细胞病毒和人类免疫缺陷病毒等都能引起心肌炎。

病毒性心肌炎的发病机制:①病毒直接作用;②病毒与机体的免疫反应共同作用。直接作用造成心肌直接损害。而病毒介导的免疫损伤主要是由 T 淋巴细胞介导。此外还有多种细胞因子和 NO 等介导的心肌损害和微血管损伤。这些变化均可损害心肌组织结构和功能。目前认为病毒性心肌炎发病早期以病毒直接作用为主,以后则以免疫反应为主。本病患者的临床表现差别很大,轻者可无症状,重者可心力衰竭,甚至猝死。一般表现为心慌、胸闷、气短,甚至出现心律失常。

二、分期

(一)急性期

邪毒内侵是发病的关键,病毒性心肌炎的急性期多因风热毒邪外袭。侵犯肺卫、不得宣散,使肺卫失和,风扰热蕴,病及于心,邪热蕴结于心,阻遏心肺之气,使心脉不利,心肌受伤,心气心阴被耗,此即清·叶天士所谓"温邪上受,首先犯肺,逆传心包"之论,证见肺卫外感证并心悸、胸闷、气短、动则加剧、全身乏力、汗出等。诚如《诸病源候论》所言:"凡惊悸者,由体虚心气不足,心之府为风邪所乘,或恐惧忧迫,令心气虚,亦受风邪。风邪搏于心,则惊恐不安。惊不自己,则悸动不安。"若热邪挟湿则影响脾胃,使湿热郁阻、气机升降失调,则症见心悸、身热不扬、纳呆、腹胀、呕恶口腻、大便不调等。

(二)恢复期和迁延期

余邪未尽,气阴两虚,兼有血瘀本病恢复期和迁延期则见外感肺卫表证已解,邪气始退,但正气已伤,余邪未尽,因热为阳邪,蕴结于心,则易耗伤气阴。热毒之邪,既伤心体又伤心用,使心气不足,鼓动血行无力,血流不畅而形成瘀血。瘀血既成,阻塞脉络,进一步使气血滞塞不畅,加重病情,即所谓虚可致瘀,瘀亦可致虚。所以瘀血不仅是病毒性心肌炎病程中的病理产物,同时亦是致病、加重病情的重要因素,故活血化瘀是恢复期、迁延期治疗中不容忽视的一个重要环节。

(三)后遗症期

脏腑失调,虚实夹杂,后遗症期虽然邪气已退,但正气亦损,脏腑失调,气血紊乱,变生气、火、虚、瘀并见,但以虚为本,火、瘀之实为标。临床上以各种心律失常多见,其实者多为血瘀心脉,症见胸痛、胸闷、脉律不整、心脏扩大、舌暗红或有瘀斑瘀点、脉涩或结代迟滞。其虚者则为心气亏虚,阴阳失调,症见心悸气短,胸闷憋气汗出,神疲乏力,舌淡苔白,脉虚结代等。

三、分型

(一)暴发型病毒性心肌炎

(1)起病急骤,先有(无)短暂的非特异性临床表现。

(2)病情迅速恶化,短时间内出现严重的血流动力学改变、心源性休克、重度心功能不全等心脏受累征象。

(3)心肌活体组织检查显示广泛的急性炎性细胞浸润和多发性(≥5个)心肌坏死灶。

(4)免疫抑制剂治疗不能改变自然病程。

(5)1个月内完全康复或死亡(少数)。

(二)急性病毒性心肌炎

(1)起病为非特异性临床表现。

(2)逐渐出现心功能降低征象,可有轻度左心室增大及心力衰竭的表现。

(3)心肌活体组织检查早期显示 Dallas 病理诊断标准中的急性活动性或临界性病毒性心肌炎改变,持续 3 个月以上转为消散性改变,无纤维化。

(4)免疫抑制剂治疗部分有效。

(5)多数预后好,可完全康复,少数治疗无反应者病情继续进展,或恶化或转为终末期扩张型心肌病。

(三)慢性活动性病毒性心肌炎

(1)起病不典型。

(2)以慢性心功能不全为主要临床表现,有反复性、发作性、进行性加重的特点。

(3)心肌活体组织检查早期显示活动性病毒性心肌炎改变,但炎性浸润持续 1 年以上,可见巨细胞病毒,并有心肌细胞肥大和广泛纤维化。

(4)免疫抑制剂治疗有效。

(5)预后差,最后转为终末期扩张型心肌病。

(四)慢性持续性病毒性心肌炎

(1)起病为非特异性临床表现。

(2)可有胸闷、胸痛、心动过速等心血管症状,但无心力衰竭,心功能检查正常。

(3)心内膜心肌活体组织检查显示持续性(1 年以上)轻微炎性浸润,可有灶性心肌细胞坏死,无纤维化。

(4)免疫抑制剂治疗无效。

(5)预后较好。

四、中医对病毒性心肌炎的认识

传统的中医学里没有"病毒性心肌炎"之病名。从其发病特点和临床表现来看,当属心悸、怔忡、胸痹、虚劳、温毒、猝死等范畴。病位在心,系外感温热病邪,或因手术等创伤,温毒之邪乘虚侵入,内舍于心,损伤心之肌肉、内膜,以发热、心悸、胸闷等为主要表现的内脏痹病。如《伤寒论》指出:"伤寒,脉结代,心动悸,炙甘草汤主之",《温病条辨》谓:"下焦温病,热深厥深,脉细促,心中憺憺大动,甚则心中痛者,三甲复脉汤主之。"《临证指南医案》云:"热入膻中,夜烦无寐,心悸证,舌绛而干,不嗜汤饮,乃营中之热,治在手经。"《济生方·惊悸怔忡健忘门》说:"惊悸不已,变生诸证,或短气惊之,体倦自汗,四肢水肿"。"又有冒风寒暑湿,闭塞诸经,令人怔忡"。凡此种种,不一一列举。

中医治疗病毒性心肌炎多采用分期、分型治疗的原则,为我们今天运用中医学理论与方法认识进行治疗病毒性心肌炎奠定了基础。

五、中医治疗病毒性心肌炎的优势

采用中医治疗病毒性心肌炎显示出其灵活的变化性,数据也显示出采用中医治疗比西医效果好、不良反应小,对于整个病情的控制和恢复作用显著。同时专家认为中医药治疗病毒性心肌炎主要优势在于辨证论治,掌握疾病的动态演变规律,与西医一般治疗可以相互补充,相得益彰,从而在抗病毒与调节免疫方面形成合力。这为病毒性心肌炎中医证候学研究奠定了基础,同时也为建立客观、统一的证候标准提供了重要的依据。也有研究充分显示出中药治疗病毒性心肌炎的价值和前景,临床运用十分可行,是一种很好的治疗途径。

第二节　病因、病机

一、病因

(一)先天禀赋不足

《灵枢·寿天刚柔》指出:"人之生也,有刚有柔,有弱有强,有短有长,有阴有阳"。先天禀赋不同,个体之间存在着差异,这种差异可影响机体正气的强弱。若先天禀赋不足,正气虚弱,则易于感染邪毒而发病。

(二)调养失宜

后天调养适宜与否也是影响机体正气强弱的主要因素。若生活无规律、缺乏身体锻炼、饮食不节及偏嗜、营养失调,以及屡染他病或久病不愈者,均能使机体正气虚弱,抗邪无力而发病。

(三)外感邪毒

外感邪毒是本病的致病主因。所谓邪毒,主要是指属于四时不正之气的六淫之邪,也包括具有强烈传染性的疫疠之气在内。《济生方》指出:"冒风、寒、暑、湿,闭塞诸经,令人怔忡。"《温病条辨·下焦篇》指出:"温病误用升散,脉结代,甚者脉两至者"。可见,六淫之邪均能引起心系症状。现今学者一致认为,以风邪为首的六淫之邪均可导致本病的发生,其中尤以风热邪毒最常见。

(四)劳倦耗气

《素问·举痛论》指出:"劳则气耗"。邪毒侵心之后,如正气抗邪有力,并非一定发病。若此时不注意休息,劳力过度而耗气,可使正气亏虚,抗邪无力,则邪毒日盛,进一步损伤心体,促进发病。在患病后如不注意休息,则往往使病情加重。

(五)七情伤气

《素问·举痛论》有云:"怒则气上、喜则气缓、悲则气消、恐则气下、惊则气乱、思则气结"。《内经提要·灵枢》指出:"心者,五脏六腑之所主……故悲哀愁忧则心动,心动则五脏六腑皆摇"。各种情志的异常变化,均能导致各脏腑气机紊乱,而心为精神之所舍,故首先影响心脏功能,然后再波及其他脏腑,出现机体气血功能失调。在邪毒损伤心体心用的同时,加之情志失调,则可使机体气血功能紊乱,抵抗力减低,促进发病。在病程中如反复有情志失调,则可使病情更加复杂,甚至病情恶化。

(六)食滞伤脾

《素问·痹论》指出:"饮食自倍,肠胃乃伤"。如暴饮暴食,则可损伤脾胃。脾胃为后天之本,气血生化之源,若脾胃受损,则气血生化不足,并形成痰湿、食滞。气血不足,抗病能力低下,则易于发病;有形之邪滞阻脉络,痹阻心阳,则能加重病情。

(七)屡染外邪

在机体正气充足的情况下,外邪入侵并不容易伤及作为君主之官的心脏。病毒性心肌炎患者,心宫既已受损,故复感外邪极易累及于心,造成心体心用的进一步受损。若屡染外邪,则可使病情反复波动,逐渐加重。

二、病机

(一)邪毒内侵,正气受伤

风热邪毒或风湿邪毒侵袭入体,均可从口鼻或皮毛而入。风热之邪首犯肺卫,然后由表入里。心肺同居上焦,肺朝百脉,与心脉相通,故肺脏受邪极易累及于心。风热入里酿毒,热毒销灼心阴,耗伤心气,故一般先有发热,微恶寒,咽痛,头痛,咳嗽,流涕等,随即出现乏力,心悸,气短,脉结代等。风湿之邪首犯肺胃,进而蕴于脾胃。湿为阴邪,最易损伤阳气。湿邪困脾,先损脾胃之阳气,继而累及于心,导致心阳不振。若素体阳盛,则风湿之邪可从阳化热,湿热由脾上攻于心,亦令心神不安。一般先见恶寒,发热,头重肢困,呕吐腹泻,食欲不振等,亦可出现发热起伏,缠绵不愈,脘腹胀满,恶心呕吐,腹泻,舌红苔黄腻等,继之出现心悸,胸闷,气短,脉濡缓、结代等。

(二)邪毒内陷,正气不支

素体正气虚损较甚或婴幼儿抗邪能力低下,如感染邪毒深重则极易导致邪毒内陷,使正气不支,出现心阳虚衰、阳气暴脱、气血败乱等危重病理变化。一般是在邪毒感染症状的基础上,突然出现面色魄白,口唇发绀,呼吸困难,烦躁不安,心悸胸闷,颈脉胀大,胁下积块,脉沉细微弱或结代无力,恶心呕吐,肢体水肿等,此为心阳虚衰,脉络瘀阻,水湿停聚,上凌心肺之证;甚至出现面色苍白,汗出肢冷,唇甲青紫,皮肤发花,血压下降,气息低微不匀,脉微细欲绝等,此为心肾真阴耗竭,阴不敛阳,虚阳外脱之象;或见有头晕心悸,动则益甚,手足厥冷,脉迟涩,甚至发生昏迷、抽搐等,此为阴亏阳衰,血虚寒凝,血不养心,气血败乱之候。

(三)余邪不尽,正气亏虚

经过剧烈的邪正斗争,邪毒虽已消减,但正气也已损伤,遂表现为正虚邪恋,虚中挟实之证。由风热邪毒引发者,多表现为热毒不尽,气阴两虚,症见低热不退,咽红肿痛,咳嗽,心烦口干,心悸怔忡,气短乏力,舌红苔少,脉细数无力等;由风湿邪毒引发者,常表现为湿热留恋,气阳不足,症见低热不解或发热起伏,神疲倦怠,心悸胸闷,面色苍白,肢凉汗多,舌苔腻,脉濡缓或结代等。

(四)气阴虚损

由于心肌炎患者以外感风热邪毒致病者最多见,易于耗气伤阴,故气阴虚损为本病最常见的病理变化。心气虚则鼓动无力,血脉不得充盈,故心悸,气短,脉细弱或结代;心气虚则卫表不固,营卫失和,故易汗出。心阴虚则心失所养,故心悸;心阴不足,虚火内扰,故心烦,口干,盗汗,脉细数。

(五)气阳虚衰

气阳虚衰既可因外感风湿之邪损伤阳气所致,又可为阴血之伤渐至阳气受损发展而来。心阳不振,则无力鼓动心脉,故见脉来迟缓,肢冷不温,胸闷心痛,面色㿠白;心阳虚衰,则血运失常,下及于肾,则阳虚水泛,故见面色苍白而青,呼吸浅促,虚烦不安,胁下积块,肢体水肿,恶心呕吐,脉微弱疾数;心阳衰败而暴脱,宗气大泄,则见大汗淋漓,四肢厥冷,口唇青紫,呼吸微弱,脉微细欲绝,神志模糊甚至昏迷等。

(六)气血亏虚

心主血脉,气为血之帅,血为气之母。风热邪毒,伤阴耗血,阴血亏虚,血虚气弱,或风湿邪毒,损伤脾胃,使气血生化乏源,均可形成气血两虚的病理变化。气虚血亏,则心脉不足,故见心悸怔忡,头晕乏力,面黄无华,夜寐不宁,自汗盗汗,脉细弱或结代等。若偏于阴血亏损,则心脉失养,故见心中儋儋大动,心痛,脉细数或结代促,头晕,心烦,口干,盗汗等。

(七)阴阳俱损

阴阳俱损多因病情反复波动、进行性加重,使精气内夺,心肾亏虚,积虚成损而形成。肾为先天之本,内寄真阴真阳,心病日久,穷及于肾,心肾亏虚,阴阳俱损,气血留滞,痰湿停聚,故见心悸头晕,神疲乏力,腰疫耳鸣,心脏扩大,肢体水肿,脉沉细结代或细涩无力等。

(八)瘀血

瘀血既是血液运行不畅的病理产物,反过来又能影响气血的运行,成为新的致病因素。导致心肌炎瘀血内生的病理变化主要有以下几种原因。

(1)热毒壅滞于心,致使血运涩滞。

(2)心气亏虚,无力鼓动血脉。

(3)阴血亏虚,血液运行滞涩。

(4)阳气虚衰,阴寒内盛,血寒而凝滞。瘀血痹阻心脉,气血运行不畅,则见心悸怔忡,胸痛胸闷,脉迟涩或结代等,《素问·痹论》曾指出:"心痹者,脉不通,烦则心下鼓"。

(九)痰湿

痰湿同瘀血一样,既是病理产物又是新的致病因素。导致痰湿内生的病理变化主要有以下几种原因。

(1)邪热灼津,酿生痰浊。

(2)气虚湿聚成痰,如肺气虚则津液失布,脾气虚则水湿无制等,均能形成痰湿。

(3)阴亏火旺,煎液生痰。

(4)脾肾阳虚,水泛为痰。若痰湿痹阻心阳,则胸痛胸闷,心悸不宁,头晕目眩;若痰火上扰心神,则心悸时发时止,胸闷心烦,失眠多梦,脉促或滑细数;若水湿内停,上凌心肺,则见心悸胸闷,呼吸困难,咳嗽咯血,烦躁不安,肢体水肿等;若痰湿内阻,气机郁滞,则见胸闷,喘大气等。

第三节 诊断与鉴别诊断

一、诊断

(一)临床表现

1.症状

由于病毒侵犯心肌广泛程度不同,病变部位不一,所以病毒性心肌炎的临床表现,病情的轻重相差悬殊。轻者可以没有任何症状,重者可于数小时至数天内死亡或猝死。急性心肌炎症状可发生在病毒感染的急性期或恢复期。半数以上患者于患病前1～3周内常有发热、周身酸痛、咽痛、咳嗽、肌痛、腹泻、皮疹等表现,反映全身性病毒感染,继而患者出现心悸(患者自觉心跳)、胸闷、气短、心前区隐痛等足以引起注意的心脏症状。但也有部分患者,发病前的这些病毒感染的症状较轻而不显著甚至被遗忘,仔细追问才被注意到;而心脏的症状则比较显著。

临床上诊断为心肌炎的患者中,90%左右以心律失常为最主要的诉说或首见的症状。心律失常又以各类期前收缩最多见。轻者多无自觉不适,往往医师听诊检查时发现似有期前收缩存在,如频繁的每分钟有多次期前收缩,部分患者感到心慌和心前区不适。自觉突然有一次很强的心脏跳动,然后有一段间歇,便到医院就诊诉说:"心脏忽然有停跳感",或"心脏有如坐电梯突然下降的感觉",甚至感到"心脏突然跳到喉咙里了"。有的患者还有头晕、烦躁、注意力不能集中、情绪紧张等症状。但有的患者尽管心脏期前收缩很多次却没有什么感觉。可见人们对期前收缩的感觉敏感程度有一定差异。另外,极少数重症患者可产生"暴发性"临床表现。发病前,患者貌似健康,没有什么毛病,但是突然起病,大多突然出现严重的"致命性"的心律失常,如阵发性室性心动过速,或三度房室传导阻滞,继而引起急性心力衰竭、休克。患者表现为突然胸闷、心前区疼痛、面色苍白难看、气促、大汗淋漓、四肢湿冷、昏迷、抽筋,可在几小时内,或几天内猝死或死亡。

2.体征

(1)心脏扩大:病情较轻者心脏大小正常,或者只有暂时性轻度扩大,不久即恢复。心脏扩大显著者反映心肌炎广泛而且严重。如长期不恢复,进入慢性期可逐渐发展为扩张型心肌病。

(2)心率改变:即每分钟心跳的次数改变。患者的心率往往增快,而且与体温的变化不相称。一般认为体温升高 1 ℃,心率每分钟增加 10 次左右。如果发生心肌炎,则心率增加超过这一标准。如体温已恢复正常,在安静时,成年患者其心率仍会持续过快,每分钟>100 次(称心动过速),或者有的患者心跳次数变得过分缓慢,成人每分钟≤60 次(称心动过缓),这可能为窦性心动过缓,或发生了心脏传导阻滞。因此,感冒、腹泻发热的患者,如果热退后心率明显增快或减慢,均为病毒性心肌炎的可疑征象。

(3)心音改变:当发生心肌炎,心肌收缩力有所减退时,心尖区第一心音减弱,变得低钝。如果病情比较严重,心尖区出现 3 个心音,犹如一匹奔驰着的马的马蹄声,医师称它为奔马律。如在患者的心前胸壁上听到粗糙的摩擦音而且与患者的呼吸没有关系时,表明有心包摩擦音的存在,提示患者还发生了心包炎。

(4)心律失常:当医师听诊发现患者心跳过快、过慢,或者心跳不规则;甚至心音的强弱也不规则,这表明患者有心律失常的存在。它是心肌炎最为常见的体征,各种心律失常都可出现,但以期前收缩最常见。听诊心脏时发现 2 次距离很近的心搏之后有较长的停顿;按其脉搏时,也可摸到 2 次距离很近的脉搏后有一较长的停顿。其次为房室传导阻滞;此外心房颤动、病态窦房结综合征均可出现,听诊时发现心跳不规则,甚至伴有心音的改变。当然,要明确心律失常的类型,必须配合心电图的检查。

(5)心脏杂音:由于发热、贫血、左心室轻度扩大,心尖区可能有轻度收缩期杂音,舒张期杂音少见。心肌炎好转后,心脏恢复正常大小,杂音即消失。

(6)心力衰竭:心肌炎病变广泛和严重时,心肌泵血功能衰竭,左、右心腔同时发生衰竭,引起心排血量急骤下降,患者出现心动过速、奔马律、呼吸困难、两侧肺部有细小水泡音、肝脏肿大、下肢水肿及血压下降,甚至神志不清、昏迷、抽筋等。这些症状的出现,医学上称之发生了急性心力衰竭合并有心源性休克。这种表现往往出现在少数重症病毒性心肌炎,甚至暴发型心肌炎的患者。

(二)理化检查

1.心电图特征

提前出现的宽大畸形的 QRS 波群,时限>0.12 秒,其前无 P 波,其后有完全性代偿间期,T 波方向与 QRS 波群主波方向相反。

2.室性期前收缩的类型

室性期前收缩可孤立或规律出现。每个窦性 P 波后跟随一个室性期前收缩,称为二联律;每 2 个窦性 P 波后出现一个室性期前收缩,称为三联律;连续发生 2 个室性期前收缩,称成对室性期前收缩;连续 3 个或以上室性期前收缩称室速;位于 2 个正常窦性心律之间的室性期前收缩称为间位性室性期前收缩。若室性期前收缩的形态与窦性 QRS 波的偶联间期均固定称为单形性室性期前收缩;同一患者出现 2 种或 2 种以上形态的室性期前收缩,且与窦性 QRS 波的偶联间期存在差异称为多源性室性期前收缩。

(三)诊断标准

1.成人诊断标准

(1)在上呼吸道感染、腹泻等病毒感染后 1~3 周或急性期出现心脏表现(如舒张期奔马律、心包摩擦音、心脏扩大等)和/或充血性心力衰竭或阿斯综合征者。

(2)上述感染后 1~3 周或发病同时新出现的各种心律失常,而未服抗心律失常药物前出现下列心电图改变者。①房室传导阻滞,束支传导阻滞;②2 个以上导联的 S-T 段呈水平或下斜型下移≥0.05 mV,或多个导联 S-T 段异常抬高,或有异常 Q 波者;③频发多形、多源成对或并行性期前收缩,短阵发性室上性心动过速或室性心动过速,心房(室)扑动或颤动等;④2 个以上 R 波为主波的导联 T 波倒置、平坦或降低小于 R 波的 1/10;⑤频发房性、交界性或室性期前收缩。

具有上述①或②中的任何一项即可诊断。具有上述④或⑤及无明显病毒感染史者要补充指标以助诊断。

(3)如有条件应进行以下病原学检查。①粪便、咽拭分离出柯萨奇病毒或其他病毒,恢复期血清中同型病毒抗体效价较第一份血清升高 4 倍或以上(双份血清应相隔 2 周以上,一般为 3 周)或首次(或第 2 次)抗体效价≥640 者为阳性,>320 者为可疑阳性。②心包穿刺液分离出柯萨奇病毒或其他病毒等。③从心内膜、心肌或心包分离出病毒或用特异性荧光抗体检查显示阳性,或用分子杂交或超敏多聚酶联反应能检测到病毒核糖核酸。

(4)对尚难明确诊断者可长期随访,有条件的可做心内膜和心肌活体组织检查以助诊断。要在心肌多处取得标本,因一个部位的心肌活体组织检查结果尚不能代表整个心脏的心肌变化,并需注意取样误差。

(5)在考虑病毒性心肌炎诊断时,应排除甲状腺功能亢进、β 受体功能亢进症及影响心肌的其他疾病,如风湿性心肌炎、中毒性心肌炎、冠状动脉粥样硬化性心脏病、结缔组织及代谢性疾病等。

2.幼儿诊断标准

(1)临床诊断依据。①心功能不全、心源性休克或心脑综合征。②心脏扩大(X线、超声心动图检查具有表现之一)。③心电图改变:以R波为主的2个或2个以上主要导联的ST-T改变持续4天以上伴动态变化,窦房传导阻滞,房室传导阻滞,完全性右或左束支阻滞,成联律、多形、多源、成对或并行性期前收缩,非房室结及房室折返引起的异位性心动过速,低电压(新生儿除外)及异常Q波。④肌酸激酶同工酶杂化型升高或心肌肌钙蛋白阳性。

(2)病原学诊断依据。①确诊指标:自患儿心内膜、心肌、心包(活体组织检查、病理)或心包穿刺液检查,发现以下之一者可确诊心肌炎由病毒引起:a.分离到病毒;b.用病毒核酸探针查到病毒核酸;c.特异性病毒抗体阳性。②参考依据:有以下之一者结合临床表现可考虑心肌炎系病毒引起:a.自患儿粪便、咽拭子或血液中分离到病毒,且恢复期血清同型抗体滴度较第一份血清升高或降低4倍以上;b.病程早期患儿血中特异性免疫球蛋白M抗体阳性;用病毒核酸探针自患儿血中查到病毒核酸。

(3)确诊依据。①具备临床诊断依据2项,可临床诊断为心肌炎。发病同时或发病前1～3周有病毒感染的证据支持诊断者。②同时具备病原学确诊依据之一,可确诊为病毒性心肌炎,具备病原学参考依据之一,可临床诊断为病毒性心肌炎。③凡不具备确诊依据,应给予必要的治疗或随诊,根据病情变化,确诊或排除心肌炎。④应排除风湿性心肌炎、中毒性心肌炎、先天性心脏病、结缔组织病及代谢性疾病的心肌损害;甲状腺功能亢进症、原发性心肌病、原发性心内膜弹力纤维增生症、先天性房室传导阻滞、心脏自主神经功能异常、β受体功能亢进及药物引起的心电图改变。

(4)分期。①急性期:新发病,症状及检查阳性发现明显且多变,一般病程在半年以内。②迁延期:临床症状反复出现,客观检查指标迁延不愈、病程多在半年以上。③慢性期:进行性心脏增大,反复心力衰竭或心律失常,病情时轻时重,病程在1年以上。

二、鉴别诊断

(一)中毒性心肌炎

化学毒物如砷、酒精、汞、铅、一氧化碳、氟化物,或药物如多柔比星等都可引起心肌炎,出现心悸、胸闷、乏力、恶心、呕吐、头痛等症状,心电图可出现各型心律失常、ST-T改变等。但中毒性心肌炎一般为急性起病,且有明确的化学毒物或药物的接触史。可与病毒性心肌炎相鉴别。

(二)风湿性心肌炎

二者均有胸闷、憋气等症状及心电图的改变,但风湿性心肌炎往往有近期链球菌感染史(如咽痛、抗链球菌"O"升高、咽拭试验阳性等);常伴有风湿热的特征性大关节炎症,表现如多发性关节炎、皮下结节、环形红斑等;且多有心脏瓣膜受损性杂音,较明显且较恒定;糖皮质激素与抗风湿制剂有效。

(三)冠状动脉粥样硬化性心脏病

冠状动脉粥样硬化性心脏病多见于中老年人,发病年龄较大,常有高血压、高血脂、糖尿病、肥胖等易患因素;多为慢性起病,发展缓慢,常有心肌缺血、损伤或坏死的心电图证据;时发心绞痛,服硝酸甘油后能缓解。冠状动脉造影对冠状动脉粥样硬化性心脏病具有确诊价值。另外,病毒性心肌炎患者的心电图出现了类似急性心肌梗死的 Q 波时,需与冠状动脉粥样硬化性心脏病、急性心肌梗死相鉴别。病毒性心肌炎的心电图有不同类型传导阻滞,其病理性 Q 波及 ST 段抬高,T 波均与急性心肌梗死的演变过程不同,病理性 Q 波恢复较快,冠状动脉造影正常。

(四)二尖瓣脱垂综合征

二尖瓣脱垂综合征是指各种原因使二尖瓣瓣叶在心脏收缩时向左心房脱垂,导致二尖瓣关闭不全的一系列临床表现。二尖瓣脱垂综合征和病毒性心肌炎均有心悸、胸痛、乏力、头晕、心电图 ST-T 段变化等表现。但二尖瓣脱垂综合征的多数患者在心尖区有收缩中、晚期杂音和收缩晚期吹风样杂音;且超声心动图可明确诊断。

(五)甲状腺功能亢进症

甲状腺功能亢进症和病毒性心肌炎均可出现心悸、窦性心动过速、期前收缩及房室传导阻滞等心律失常的心电图表现,但甲状腺功能亢进症的心率增快与代谢相关,且患者多伴有多汗、失眠、纳亢、消瘦、特殊眼征,以及基础代谢率增高,实验室检查甲状腺功能异常等,可与病毒性心肌炎相鉴别。

(六)β 受体功能亢进综合征

β 受体功能亢进综合征病因未完全明确,一般认为主要是由于中枢神经系统功能失调,导致自主神经失衡,在过劳、高度紧张、精神创伤等应激情况下诱发起病。二者均有心悸、胸闷、气促、心电图 ST-T 段改变、期前收缩等症状,但本综合征起病前往往有精神因素的诱因,使用激素、休息后症状改善不大,给患者口服普萘洛尔 20 mg,0.5 小时、1 小时和 2 小时后分别记录心电图,本综合征大多数患者的 ST-T 段改变消失,心率减慢。

第四节　治　疗

一、临床常用中成药

(一)荣心丸

荣心丸由玉竹、丹参等组成,主要作用为益气养阴、活血解毒。用于轻、中型心肌炎证属气阴两虚及气阴两虚兼有心脉瘀阻的病例,症状有胸闷、心慌、气短、乏力、头晕、多汗、心前区不适、疼痛等。服用方法为1~3岁每次2丸,3~6岁每次3丸,6岁以上每次4丸,成人每次4~6丸,每日3次。1个月为一疗程,症状消失后减半剂量继续服用一疗程,以防病情复发。

(二)丹参注射液

丹参注射液为病毒性心肌炎常用的药物。病毒性心肌炎时心肌缺血、缺氧及炎症细胞浸润可产生大量的自由基,如机体不能清除可加重心肌的破坏。丹参可以保护心肌细胞内的线粒体,促进心肌细胞再生,减少自由基产生,增加心肌血流量,对缺血或损伤的心肌有促进恢复的作用。临床应用于病毒性心肌炎的急、慢性期。丹参注射液为每支含生药2 g。用量为<1岁每日用1~2支,1~3岁用3~4支,3~7岁用5支,7~14岁用6~7支,成人用8支。将丹参加入10%葡萄糖液250~500 mL内静脉点滴,2周为一疗程。

(三)黄芪注射液

黄芪是一味常用的补气药,近年证实对治疗病毒性心肌炎有良好的作用。动物试验证明黄芪可减小病毒感染后心肌的乳酸脱氢酶及谷草转氨酶值。细胞内的病毒滴定度也有明显降低、心肌在电镜下的病变也有减轻,可见黄芪对感染病毒后心肌有保护作用。临床给病毒性心肌炎患者注射黄芪后细胞免疫功能明显提高,心功能较治疗前也有明显改善。黄芪注射液每支5 mL,含生药10 g。用法为小儿每日5 mL加入10%葡萄糖液250 mL内静脉点滴,成人每日10 mL加入10%葡萄糖液500 mL内静脉点滴,1个月为一疗程。如症状及心电图明显改善,可改口服,每次黄芪15 g加红枣10枚,煎汤服用,每日1次。

(四)生脉饮

生脉饮由人参(或党参)、麦冬、五味子组成,有益心气、养心阴作用。每次1支,每日3次,口服。用于气阴两亏证心肌炎。

(五)三七片

三七中含有三七总皂甙,可以减轻心肌细胞缺血性损害,减少细胞内酶的产生和释放。此外可阻止心肌缺氧时氧自由基对心肌的损害,减慢心率,减少心肌耗氧量。临床用量,儿童 2 片,每日 3 次,成人 3 片,每日 3 次,每疗程 1 个月。

(六)金莲花片

每次 3～5 片,每日 3 次,口服。用于病毒性心肌炎各型。

(七)穿心莲片

每次 4～6 片,每日 3 次,口服。用于病毒性心肌炎早期。

(八)南板蓝根冲剂

每次 1 袋,每日 3 次,冲服。用于病毒性心肌炎早期。

(九)柴胡注射液

柴胡注射液对病毒有一定抑制作用。每支 2 mL,每次 1 支,每日 2 次,肌内注射。用于病毒性心肌炎急性期。

(十)天王补心丹

每次 3 g,每日 2 次。用于治疗气血不足的病毒性心肌炎。

(十一)归脾丸

每次 3 g,每日 2 次。用于病毒性心肌炎心脾两虚者。

(十二)珍合灵片

每次 3 片,每日 3 次,口服。用于治疗心悸明显的病毒性心肌炎。

二、辨证论治

病毒性心肌炎急性期的辨证论治有热毒侵心证、阳虚气脱证;恢复期或慢性期的辨证论治有肺气不足证、痰湿内阻证、气滞血瘀证、阴虚火旺证、心脾两虚证、阴阳两虚证。

(一)热毒侵心证

发热身痛,鼻塞流涕,咽痒喉痛,咳嗽咯痰或腹痛泄泻,肌痛肢楚,继之心悸惕动,胸闷气短,舌质红,苔薄黄或腻,脉细数或结代。

1.治法

清心解毒。

2.代表方剂

加减银翘散。金银花 10 g,连翘 10 g,大青叶 10 g,太子参 10 g,麦冬 10 g,地黄 10 g,炙甘草合剂 10 g。

3.加减

热甚,加石膏先煎 30 g,知母 10 g,黄芩 6 g 以清热除烦;脾虚湿热,加黄连 6 g,白芍 10 g,茯苓 10 g,木香 10 g 以健脾利湿;胸闷痛,加丹参 15 g,桃仁 12 g,降香 10 g 以活血止痛;心悸怔忡,加炒酸枣仁 15 g,柏子仁 10 g 以宁心定悸。

(二)阳虚气脱证

起病急骤,喘息心悸,倚息不得卧,口唇青紫,烦躁不安,自汗不止,四肢厥冷,舌质淡白,脉微欲绝。

1.治法

回阳救逆,益气固脱。

2.代表方剂

参附龙牡汤加减。生晒参单煎 10 g,附子先煎 10 g,炙甘草合剂 10 g,牡蛎先煎 10 g,丹参 30 g,茯苓 10 g。

3.加减

阳虚较甚,加桂枝 10 g,仙茅 15 g,淫羊藿 15 g 以温通心肾;阳虚水泛,加桂枝 10 g,益母草 15 g,猪苓 15 g 以温阳利水。

(三)肺气不足证

气短乏力,胸闷隐痛,自汗恶风,咳嗽,反复感冒,舌淡红,苔薄白,脉细无力。

1.治法

益气清肺,固护卫气。

2.代表方剂

参苏饮加减。太子参 10 g,紫苏叶 10 g,法半夏 10 g,葛根 10 g,木香 10 g,陈皮 10 g,茯苓 10 g,枳壳 10 g,前胡 10 g,桔梗 10 g,甘草 10 g。

3.加减

气虚甚,加黄芪 15 g,白术 15 g 以益气;兼阴虚,加麦冬 15 g,五味子 15 g,地黄 15 g 以养阴。

(四)痰湿内阻证

胸闷憋气,头重目眩,脘痞纳呆,口黏恶心,咳吐痰涎,苔白腻或白滑,脉滑。

1.治法

祛湿化痰,温通心阳。

2.代表方剂

瓜蒌薤白半夏汤加减。瓜蒌 10 g,法半夏 10 g,陈皮 10 g,枳壳 10 g,茯苓 10 g,薤白 10 g,甘草 10 g,桂枝 10 g,胆南星 6 g,石菖蒲 10 g。

3.加减

兼热,加黄连 5 g,滑石 10 g 以清热;痰浊重,加薏苡仁 15 g,泽泻 15 g 以利湿;兼脾胃气虚,加白术 15 g,党参 15 g 以健脾。

(五)气滞血瘀证

心区刺痛,痛有定处,胸闷胁胀,心烦易怒,唇色紫暗,舌质暗红或有瘀斑、瘀点,脉弦涩。

1.治法

疏肝理气,活血化瘀。

2.代表方剂

柴胡疏肝散合血府逐瘀汤加减。柴胡 10 g,枳壳 10 g,茯苓 10 g,陈皮 10 g,红花 10 g,当归 10 g,地黄 10 g,川芎 10 g,赤芍 10 g,川楝子 10 g,延胡索 10 g。

3.加减

气滞重,加香附 10 g,郁金 10 g 以理气;气郁化火,加黄芩 10 g,栀子 10 g 以清热;血瘀重,加丹参 15 g,三七粉冲服 3 g 以化瘀。

(六)阴虚火旺证

心悸不宁,五心烦热,潮热盗汗,失眠多梦,颧红口干,舌红,少苔,脉细数。

1.治法

滋阴降火,养心安神。

2.代表方剂

天王补心丹加减。地黄 10 g,丹参 10 g,玄参 10 g,炒酸枣仁 10 g,柏子仁 10 g,麦冬 10 g,北沙参 10 g,茯苓 10 g,五味子 10 g,远志 10 g。

3.加减

肾阴虚甚,加女贞子 15 g,墨旱莲 15 g 以滋养肾阴;失眠多梦,加龙骨先煎 30 g,珍珠母先煎 30 g 以重镇安神。

(七)心脾两虚证

心悸怔忡,肢体倦怠,自汗短气,面色无华,舌淡,苔薄,脉细数。

1.治法

健脾益气,养心安神。

2.代表方剂

归脾汤加减。党参 10 g,白术 10 g,黄芪 10 g,龙眼肉 10 g,茯苓 10 g,酸枣仁 10 g,远志 10 g,木香 10 g,甘草 10 g。

3.加减

偏于心气虚,加西洋参单煎 10 g,麦冬 15 g,五味子 15 g 以益气养阴;偏于脾气虚,加法半夏 9 g,陈皮 15 g,白扁豆 15 g 以健脾利湿。

(八)阴阳两虚证

心悸怔忡,面色白,四肢厥冷,大便溏薄,腰酸乏力,舌质淡胖,脉沉细无力或结代。

1.治法

温阳益气,滋阴通脉。

2.代表方剂

参附养荣汤加减。生晒参单煎 10 g,附子先煎 10 g,桂枝 10 g,干姜 10 g,五味子 10 g,地黄 10 g,当归 10 g,白芍 10 g,麦冬 10 g,北沙参 10 g,黄芪 10 g。

3.加减

兼胸闷憋气,心下痞满,加瓜蒌 15 g,薤白 15 g,法半夏 9 g 以化痰通痹;水肿,尿少,加车前草 15 g,薏苡仁 15 g,茯苓 15 g,大腹皮 10 g 以利水。

三、外治法

(一)针刺

1.体针

(1)邪毒犯心高热者:取穴曲池;咽痛者,取穴少商、合谷,以上采用泻法。

(2)心悸脉促者:取穴内关、郄门、厥阴俞、心俞、三阴交。

(3)期前收缩者:取穴阴郄;心动过缓者,取穴通里、素髎、列缺。

(4)心动过速者:取穴手三里、下侠白。

(5)心绞痛者:取穴神门、内关、膻中。

(6)高血压者:取穴曲池、风池、太溪。

(7)慢性心力衰竭水肿者:取穴肾俞、三焦俞、阳陵泉透阴陵泉、三阴交、复溜,针用补法。

2.耳针

取穴心、皮质下、交感、小肠,毫针轻刺激,每日 1 次。

(二)推拿

先按揉内关、神门、心俞、膈俞、脾俞、胃俞,反复数次,再推拿内关、神门穴,对心悸、怔忡有效。

第五节 病案精选

病案一 气阴两虚,湿热阻滞证

邹××,女,25岁。初诊。

主诉:心悸、气短2年余。

病史:患者2年余前暑天感冒后出现,胸满胸痛,头晕脑胀,心悸气短,不敢走路,亦不敢参加简单的体力活动。当地医院就诊诊为心肌炎、偶发室性期前收缩、一度房室传导阻滞。西医诊治1年左右(具体不详),配合中药炙甘草汤、天王补心丹、瓜蒌薤白半夏汤等剂治疗,均无明显效果。

现主症:心悸气短,胸满胸痛,头晕不适,伴见疲乏无力,口燥咽干,失眠多梦,纳呆食减,胃脘满胀,全身酸困,舌苔薄白,脉虚大弦数时见促结。

诊断:心悸(气阴两虚,湿热阻滞)。

治法:补气养阴,燥湿清热,升清降浊。

处方:生脉饮合清暑益气汤加减。黄芪15 g,甘草6 g,党参10 g,当归6 g,麦冬10 g,五味子10 g,青皮10 g,陈皮10 g,神曲10 g,黄柏10 g,葛根10 g,苍术10 g,白术10 g,升麻10 g,泽泻10 g,14剂。水煎服。

二诊:服药14剂后诸症均减,精神大增,观其脉证,嘱其原方继服14剂,后电话随访,诸症俱消,遂停药。

按语

此证缘何炙甘草汤、天王补心丹不治,何以清暑益气汤投治有效?该患者病起于暑,今病虽数年,然脉仍虚大弦数,说明其表邪仍未蠲除,而气阴两虚,湿热阻滞,清浊升降失职耳。生脉饮合清暑益气,既能解表,又能治里,既能除邪,又能扶正,此证表里俱见,虚实共有,故以有效。

病案二 痰火郁结证

赵××,女,24岁。初诊。

主诉:心前区憋闷,时或隐隐作痛2年余。

病史：患者确诊心肌炎、频发性室性期前收缩 2 年多。西药治疗半年多不效（具体不详），继又配合中药清热解毒、和解少阳、养心安神之剂 50 余剂亦无功效。

现主症：心前区憋闷，时或隐隐作痛，失眠心悸，纳呆食减，口苦咽干，舌苔薄白，脉弦滑结代。

诊断：胸痹（痰火郁结）。

治法：疏肝解郁，化痰泻火。

处方：奔豚汤加减。川芎 10 g，当归 10 g，黄芩 10 g，白芍 10 g，葛根 30 g，半夏 10 g，桑皮 15 g，甘草 10 g，生姜 3 片，14 剂。水煎服。

二诊：服药 14 剂后诸症均减，精神大增，嘱其原方继服 14 剂，后电话随访，诸症俱失，心电图恢复正常，遂停药。

按语

此证脉弦滑而不沉，乃痰热虽郁而不严重，且久病已入于血络之象，证无热毒之证，故用清热解毒无效；至于为何用小柴胡汤加减无效，我的体会是小柴胡用于沉弦之脉者较好，因其重在气郁，奔豚汤则用于弦滑之脉者较好，因其痰热为多，且及于血分也，故用之有效。

第六章

心 绞 痛

第一节 概 述

一、定义

心绞痛属于冠状动脉粥样硬化性心脏病中最常见的类型,是冠状动脉供血不足、心肌急剧且暂时缺血与缺氧所引起的临床综合征。现代医学认为其发病机制是由于脂质代谢异常,血液黏稠度增高导致冠状动脉壁损伤、脂质沉着、冠状动脉粥样硬化斑块形成,引起冠状动脉管腔狭窄或冠状动脉痉挛导致心肌供血不足而致。

当冠状动脉的供血与心肌的需血之间发生矛盾,冠状动脉血流量不能满足心肌的代谢的需要,引起心肌急剧的、暂时的缺血与缺氧时,即产生心绞痛。心肌氧耗的多少由心肌张力、心肌收缩强度和心率所决定,故常用"心率×收缩压"作为估计心肌氧耗的指标。在多数情况下,劳累诱发的心绞痛常在同一"心率×收缩压"值的水平上发生。产生疼痛的直接因素,可能是在缺血、缺氧的情况下,心肌内积聚过多的代谢产物,如乳酸、丙酮酸、磷酸等酸性物质;或类似激肽的多肽类物质,刺激心脏内自主神经的传入纤维末梢,经1~5胸交感神经节和相应的脊髓节段,传至大脑,产生疼痛感觉。这种痛觉反映在与自主神经进入水平相同脊髓段的脊神经所分布的皮肤区域,即胸骨后及两臂的前内侧与小指,尤其是在左侧,而多不在心脏解剖位置处。

随着现代社会生活方式、饮食习惯的改变,生活节奏的加快、工作压力增大及环境污染等因素影响,冠状动脉粥样硬化性心脏病心绞痛的发病率不断上升且日趋年轻化,具有进展迅速、病变容易演变为急性心肌梗死或猝死的特点,不仅严重影响了人们的生活质量,也影响着人类的健康。

二、分类

根据世界卫生组织"缺血性心脏病的命名及诊断标准",将心绞痛分为劳力性和自发性两大类。结合近年对心绞痛患者深入观察提出的一些类型,现将心绞痛归纳为如下的三大类。

(一)劳力性心绞痛

劳力性心绞痛由体力劳累、情绪激动等引起心肌需氧量增加的情况诱发的,休息或舌下含服硝酸酯制剂后疼痛很快消失。劳力性心绞痛又分为以下几种类型。

1.稳定型心绞痛

稳定型心绞痛是最常见的临床类型。指在1~3个月内心绞痛每次发作的性质、部位无改变,疼痛持续时间相近(3~5分钟),每日或每周疼痛发作的次数大致相同,诱发疼痛发作的劳累和情绪激动程度相同,使用硝酸酯制剂后发生疗效的时间相同。

2.初发型心绞痛

初发型心绞痛指既往未发生过心绞痛或心肌梗死的患者,劳力性心绞痛初次发作时间不到1个月;或既往有过稳定型心绞痛发作的患者已数月不再发生疼痛,但再次发作劳力型心绞痛时间未到1个月。

3.恶化型心绞痛

恶化型心绞痛指既往为稳定型心绞痛的患者,但在3个月内疼痛发作的程度、频率、时限、诱因等发生变动,有进行性恶化发展为心肌梗死或猝死的可能,经治疗也可逐渐恢复为稳定型心绞痛。

(二)自发性心绞痛

心绞痛的发生与冠状动脉血流贮备减少有关,而与体力或脑力活动引起心肌需氧量增加无明显关系。心绞痛发作时疼痛程度较重,时限较长,舌下含化硝酸酯制剂疼痛不易缓解。自发性心绞痛又分为以下几种类型。

1.卧位型心绞痛

卧位型心绞痛在休息或熟睡时发生心绞痛,常在半夜或午睡时发作,含服硝酸酯制剂疼痛不易缓解,可发展为心肌梗死或猝死。与平卧时静脉回心血量增加,心脏工作量和需氧量增加有关。

2.变异型心绞痛

变异型心绞痛为冠状动脉突然发生痉挛所致,与卧位型心绞痛临床表现相似。但心电图显示发作时有关导联的 ST 段抬高,而与之对应的导联出现 ST 段压低。患者发展为心肌梗死的可能性大。

3.中间综合征

中间综合征也称为冠状动脉功能不全。在休息或睡眠时发生心绞痛,疼痛持续时间长,可达 30 分钟以上,甚至超过 60 分钟。但没有心肌梗死的客观证据,常被认为是心肌梗死的前奏。

4.梗死后心绞痛

梗死后心绞痛指在急性心肌梗死发生后 1 个月内出现的心绞痛,随时有再次发生心肌梗死的可能。

(三)混合性心绞痛

混合性心绞痛指患者在心肌需氧量增加时和心肌需氧量无明显增加时,均可发生心绞痛,说明冠状动脉狭窄使冠状动脉血流贮备量减少,而且经常波动地发生进一步减少所致。

近年临床上较为广泛地应用不稳定型心绞痛一词,指介于稳定型心绞痛与急性心肌梗死和猝死之间的临床状态,包括了初发型、恶化型心绞痛和各型自发性心绞痛在内。其病理基础是在原有病变上发生冠状动脉内膜下出血、粥样硬化斑块破裂、血小板或纤维蛋白凝集、冠状动脉痉挛等。

三、分级

按劳累时发生心绞痛的情况,根据加拿大心血管学会分类,将心绞痛分为 4 级,见表 6-1。

表 6-1　加拿大心血管学会心绞痛严重度分级

分级	心绞痛严重度
Ⅰ级	日常活动时无症状。较日常活动重的体力活动,如平地小跑、快速或持重物上三楼、上陡坡等时引起心绞痛
Ⅱ级	日常活动稍受限制。一般体力活动,如常速步行 1.5~2.0 km、上三楼、上坡等即引起心绞痛
Ⅲ级	日常活动明显受损。较日常活动轻的体力活动,如常速步行 0.5~1.0 km、上二楼、上小坡等即引起心绞痛
Ⅳ级	轻微体力活动(如在室内缓行)即引起心绞痛,严重者休息时亦发生心绞痛

四、中医对心绞痛的认识

心绞痛属于中医学的"胸痹""心痛""厥心痛"等范畴。"胸痹"一词最早见于《黄帝内经》,《灵枢·本脏》中记载:"肺小则少饮,不病喘喝;肺大则多饮,善病胸痹"。对于胸痹的辨证,《金匮要略·胸痹心痛短气病脉证治》论述为"阳微阴弦",谓"夫脉当取太过不及,阳微阴弦,即胸痹而痛,所以然者,责其极虚也。今阳虚知在上焦,所以胸痹、心痛者,以其阴弦故也。"认为心痛是胸痹的表现,其病机以阳微阴弦为主,并设有瓜蒌薤白半夏汤、瓜蒌薤白白酒汤及人参汤等。

胸痹心痛是由于正气亏虚,痰浊、瘀血、气滞、寒凝而引起心脉痹阻不畅,临床以膻中或胸部发作性憋闷、疼痛为主要表现的一种病证。轻者偶发短暂轻微的胸部沉闷或隐痛,或发作性膻中或左胸含糊不清的不适感;重者疼痛剧烈,或呈压榨样绞痛。常伴有心悸,气短,呼吸不畅,甚至喘促、惊恐不安、面色苍白、冷汗自出等。多由劳累、饱餐、寒冷及情绪激动而诱发,亦可无明显诱因或安静时发病。

五、中医治疗心绞痛的优势

(一)强调整体观念和辨证论治

中医是以整体观作为整个医治基础的,阴阳失调、正邪不衡等是诱发疾病的重要原因。如中医认为心绞痛因发病时间、地区、患者的个人因素等差异,或者疾病的发展阶段有差异等,可能会采取不同的治疗方式,这样的治疗更具针对性,能够显著提高临床疗效。即所谓的"证同治亦同,证异治亦异"。

(二)调养手段丰富

中医作为一个庞大的治疗体系,内含多种诊治手段,除了人们熟悉的中药治疗方法,还包括食疗、情志养护、饮食起居调畅等;相较于其他疗法,中医在心绞痛的治疗当中,具有更佳的综合性和体系性,且治疗心绞痛的作用更佳,由于心绞痛患者身体机能各方面都受到诸多影响,通过多样化的调养方式,患者的治疗效果会更佳。

(三)不良反应少

心绞痛之所以难治还有与其属于慢性难治愈疾病有关,如果采用西药治疗,不仅服药时间漫长,而且伴随有很多不良反应,患者长期服药也容易产生耐药性。但中药的不良反应或者药物毒性就比较低,即使长期服用出现不适症状,只要停止服药就可以逐渐恢复状态。针灸、推拿之法,常用的针刺疗法为通络开窍针法,除了在心绞痛领域应用广泛,针灸法在治疗其他各类慢性心血管疾病时也有重要作用,针灸、推拿疗法几乎不存在任何不良反应,还具有安全性高、治愈率高等优势,此外,除了具有不错的治疗效果以外,针灸、推拿法还具有调养的功效,可作为后期的康复手段。

第二节 病因、病机

一、病因

（一）脏腑虚弱，他脏及心

《医门法律》云："胸痹心痛，然总因阳虚，故阴得乘之。"心肺同居上焦，一方面心生血有赖肺之主气，另一方面，肺可助心行血。若肺气不足，气虚则血行不利；肺气失于宣肃，可致水湿泛溢，湿聚成痰，甚者痰郁化热，痹阻心脉；又可因肺气虚弱，无以卫外，寒邪入侵，阴乘阳位而发寒凝心脉。脾胃与心经气相通，五行上乃母子关系，其次，脾胃乃气血生化之源泉，而心脏本身靠气血以营养，若脾胃亏虚，气血生化乏源，心血不足，心脉失养；脾失健运，生痰阻络，日久成瘀，心脉痹阻。心肾相交，肾精充足，才得以保证心主血、心藏神功能正常。中年以后，肾精渐亏，化血不足，心阴失养，不荣则痛；阴虚火旺，炼津为痰，痰瘀痹阻，则胸阳不运；肾阳不足，气化失司，水饮内停，上凌于心，则病肢体水肿，胸闷，心悸，咳喘不得卧等症，甚者心阳暴脱，见四肢厥冷，冷汗淋漓，脉微欲绝等症。

（二）年过半百，肾气已虚

中年以后，肾气渐虚。因肾为先天之本，肾虚则其他脏腑也出现衰退，导致脏腑功能失调。肾阳虚衰无以温煦脾阳，而脾运化无权，营血虚少，脉道不充，血液运行不畅，以致心失所养，心阳不振，心气不足，血脉失于温运，痹阻不畅；或心肾阳虚，阴寒痰饮乘踞阳位，阻滞心脉；肾阴虚不能滋养五脏之阴，肾水不能上济于心，心阴不足，心火燔炽下汲肾水，则阴伤气耗，心脉失于充养而运行滞涩；或阴虚火旺，灼津为痰，痰瘀痹阻，皆可致胸阳不运，心脉阻滞而发生本病。

（三）饮食不节，内伤脾胃

嗜食肥甘厚味、生冷、烟酒之品，日久损伤脾胃，运化失司，聚湿生痰，痰阻气机，血滞成瘀，痰瘀痹阻心脉则胸痹心痛。脾胃失调，气血生化乏源，不能上奉于心，久则脉络瘀阻，不荣则痛。中气衰弱，营卫生成不足，则无阳以护，更易受风寒邪气侵袭；心气亦不足，无力行血致脉道涩滞，气虚不能自护则心悸，日久可致心阳虚弱，寒邪易乘，痹阻胸阳，心脉闭阻，而成胸痹。正如清·喻嘉言所说："胸中阳气，如离照当空，旷然无外，设地气一上，则窒塞有加，故知胸痹者，阳气不用、阴气上逆之候也。"此外，饮食偏嗜，尤其是食物过咸亦可导致心痛的发生，

《素问·五脏生成篇》曰:"多食咸,则脉凝泣而变色"。

(四)思虑过度,七情内伤

忧思伤脾,脾失健运,痰湿内生,痹阻脉络,思则气结,气滞血瘀,发为胸痛;思虑、用脑过度则暗耗气血,心失所养;心藏神,为君主之官,忧惕思恐则伤神,神伤脏乃应,则心虚;喜为心之志,暴喜可致气血涣散,心神失养,心亦虚矣,虚则阴邪易乘,痹阻胸阳,故言"心痹,得之外疾,思虑而心虚,故邪从之。"肝藏血,主疏泄,心主血脉,肝藏魂,心藏神,若突然、剧烈的精神刺激,致情志失调,如怒则伤肝,可使肝失条达,肝气郁结,心脉不通,拘急而痛;气病日久及血,血行不畅成瘀,心脉不通,发为胸痹。长期忧郁、精神紧张又易造成肝气郁结,木乘脾土,使脾病健运失司,痰浊水湿内生,致血行瘀滞。故《杂病源流犀烛》言:"七情之由作心痛,……除喜之气能散外,余皆足令心气郁结而为痛也。"

(五)外邪侵袭,风寒为首

当气候变化异常(六气太过、不及或不应时)或者人长期在潮湿、高热、寒冷环境中生活或工作,人体均易于感受六淫之邪而发病,尤以风寒之邪最为常见。胸中为阳气所司,素体阳虚,阴寒之邪乘虚内侵,痹阻胸阳而发胸痹;寒凝气滞,血行不畅,心脉痹阻,不通则痛。如《济生方》云:"体虚之人寒气客之,气结在胸,郁而不散,故为胸痹。"亦有因暑热犯心,耗伤心气,致血行失畅而心痛,如《古今医鉴》:"凡痛在心,连两胁至两乳下,牵引背板,匙骨下而痛者,实热也"。酷暑炎热,犯于心君,耗伤心气,亦每致血脉运行失畅而心痛。故病者常于气候突变,特别是遇寒冷时,易猝然发生本病。

(六)劳逸失度,气血失调

过劳包括劳力过度、劳神过度和房劳过度,"劳则气耗",过劳则耗伤气阴,心气不足,血不养心,更易耗伤元气,无力鼓动血行而致血脉瘀阻,发为胸痹心痛,如《玉机微义》中记载:"亦有病久,气血虚损,及素作劳羸弱之人患心痛者,皆虚痛也";"久卧伤气",过度安逸则气血运行不畅,复加饮食不节,痰浊内生,上扰胸阳,络脉瘀滞,遂发心痛。《儒门事亲》道:"膏粱之人,起居闲逸,奉养过度,酒食所伤,以致中脘留饮,胀闷,痞膈,醋心。"

二、病机

胸痹心痛的病性有虚实两方面,然总以本虚标实,虚实夹杂为主。初期多见标实,晚期多见本虚。虚者多见气虚、血虚、阳虚、阴虚,尤以气虚、阳虚多见;实者多为气滞、寒凝、痰浊、血瘀,并可交互为患,其中又以痰浊、血瘀多见。《素问·评热病论》:"邪之所凑,其气必虚"。《金匮要略》:"夫脉当取太过不及,阳微阴弦,即胸痹而痛,所以然者,责其极虚也。今阳虚知在上焦,所以胸痹、心痛者,以其阴弦故也。"胸痹心痛的病机关键在于阳微阴弦,阴乘阳位,胸阳不展,痹阻心脉,不通则痛,不荣则痛。虽有虚之一面,但总以心脉痹阻为关键。其病位在心,但与肺、肝、脾、肾诸脏功能失调有密切关系。心主血脉的功能正常,与肺主气、肝主疏泄、脾主运化、肾藏精主水等密切相关。肺气不足,则血行不利而成瘀;通调水道失职,则水湿泛溢,聚湿成痰,痹阻心脉,不通则痛;长期情志不畅易造成肝之疏泄功能异常,气机郁滞,不能助心行血,而致心脉瘀阻;肝郁易乘脾土,或又因饮食不节,过食肥甘,酗酒好饮,以致脾胃受损,运化失司,聚湿生痰,上犯胸阳,阻塞心脉,不通则痛;年老体衰,五脏虚损,心失所养,不荣则痛;气血亏虚,无力行血,血瘀脉阻,不通则痛。心为阳中之太阳,诸阳不足,心阳必虚,无阳以护,在外易受邪气侵犯,在内则阴邪由生,寒、痰、食、瘀等实邪乘虚上犯胸中阳位,则胸阳痹阻,心脉不通,不通则痛矣。以上病因、病机可同时共存,交互为患,病情进一步发展,可见瘀血闭阻心脉,心胸猝然大痛,面青气冷,手足青至节而发为真心痛;心气不足,心阳受阻,鼓动无力,而表现为心动悸,脉结代,甚至脉微欲绝;心肾阳衰,寒水泛滥,甚则凌心射肺而为咳喘、水肿、心悸,此多为病情深重的表现,要注意结合有关病种相互参照,辨证论治。

第三节 诊断与鉴别诊断

一、诊断

(一)临床表现

1.症状

(1)疼痛的部位:心绞痛的典型部位是在胸骨体上段或中段之后,可波及心前区,疼痛范围常不是很局限的,而是约有自己拳头和手掌大小,界线不很清楚,有时疼痛部位可偏左或偏右,即表现在左前胸或部分右前胸区域,但很少超过乳头线之外。近一半患者可出现放射痛,即在出现胸痛的同时还感到疼痛向身体的其他部位放射,其中以向左肩、左臂和手指内侧放射最常见。此外也可向上放射到颈部、咽部、下颌骨、牙齿、面颊及头部,向下放射到上腹部,少数也可放射到臀部及双腿,向后放射至左肩胛骨,向右放射至右肩、右臂及手指内侧。

（2）疼痛的性质：典型的胸痛常表现为紧缩样感觉、压迫样感觉或绞榨样感觉，占心绞痛患者的 60% 左右，常伴有焦虑或濒死的恐惧感。不典型症状是将胸痛描述为烧灼样或钝痛，但很少形容为针刺样、刀扎样或抓痛等尖锐性疼痛；疼痛呈现出来势较慢、去势快的特点。

（3）诱发因素：心绞痛最常见的诱发因素是体力活动、运动、脑力劳动和情绪激动；其他的诱发因素还有饱食、用力排便、寒冷、大量吸烟、心动过速所致的休克等。

（4）持续时间：稳定性心绞痛呈阵发性发作，每次一般不超过 3～5 分钟，很少超过 15 分钟。疼痛持续时间短至数秒钟，长达几小时甚至几天。几周的胸痛不支持为心绞痛发作。

（5）缓解方式：体力活动诱发的心绞痛，通常在中断活动后 1～3 分钟内可以自行缓解，或舌下含服硝酸甘油也能在数分钟之内使之缓解。

（6）伴随症状：心绞痛发作时可伴有胸闷、气短、疲倦及衰弱等症状，有时甚至心绞痛的症状被这些非特异症状所掩盖，这应引起重视。

2.体征

在心绞痛的发作间期，患者可能无任何体征。即使在心绞痛发作时进行体格检查者，也没有能确立诊断的特异性体征，不过仔细地认真体检能提供有用的诊断线索和确立患者患冠状动脉粥样硬化性心脏病的危险因素。在心绞痛发作期或发作后立即进行检查，能提高检查的价值。全身性检查，如皮肤的黄色瘤、角膜老年环和视网动脉瘤病变提示存在血脂、血糖紊乱，在心绞痛发作期间血压可能急剧升高，可先于心绞痛或由心绞痛引起。周围动脉疾病和冠状动脉粥样硬化性心脏病的关系紧密且充分肯定，如颈动脉、股动脉等，可闻及收缩期杂音，或末梢动脉搏动减弱等。心脏检查在心绞痛发作时可能出现下列变化：心率增快、可触及心尖部反常搏动、第四或第三心音奔马律、交替脉或伴有肺部湿啰音、第二心音逆分裂、心尖部收缩期杂音。

（三）实验室及其他检查

1.基本实验室检查

（1）了解冠状动脉粥样硬化性心脏病危险因素：空腹血糖、血尿酸、血脂检查，还包括总胆固醇、高密度脂蛋白胆固醇、低密度脂蛋白胆固醇及甘油三酯浓度水平检查。必要时查糖耐量试验。

（2）了解有无贫血（可能诱发心绞痛）：测量红细胞、血红蛋白等。

（3）甲状腺：必要时检查甲状腺功能和甲状腺 B 超。

(4)需在冠状动脉造影前进行尿常规、肝肾功能、电解质、肝炎相关抗原、人类免疫缺陷病毒检查及梅毒血清试验。

(5)胸痛较明显患者,需查血心肌肌钙蛋白、肌酸激酶及同工酶,以与急性心肌梗死相鉴别。

2.心电图检查

(1)所有胸痛患者均应行静息心电图检查,ST 段缺血型(水平型或下斜型)压低 0.1 mV 以上,为心肌缺血改变。

(2)在胸痛发作时争取心电图检查,缓解后立即复查。静息心电图正常不能排除心绞痛,但如果有 ST-T 改变符合心肌缺血时,特别是在疼痛发作时检出,则支持心绞痛的诊断。心电图显示陈旧性心肌梗死时,则心绞痛可能性增加。静息心电图有 ST 段压低或 T 波倒置但胸痛发作时呈"假性正常化",也有利于冠状动脉粥样硬化性心脏病心绞痛的诊断。24 小时动态心电图表现如有与症状相一致的 ST-T 变化,则对诊断有参考价值。

(3)静息心电图无明显异常者需进行心电图负荷试验。

3.负荷试验

(1)心电图运动试验:目的是通过运动增加心脏负担以激发心肌缺血。运动方式主要有分级运动平板或蹬车。阳性标准:运动中或运动后出现典型的心绞痛;运动中或运动后 R 波为主的导联出现缺血性 ST 段水平或下垂性下降≥1 mm,持续 0.08 秒以上者;原有 ST 段下降者,运动中或运动后出现缺血性 ST 段下降,较原来增加 1 mm 者;运动中或运动后出现严重心律失常;运动中血压下降者。运动中出现步态不稳,室性心动过速或血压下降时,应立即停止运动。心肌梗死急性期,不稳定型心绞痛,心力衰竭,严重心律失常或罹患急性疾病者禁做运动试验。

(2)药物负荷试验:包括双嘧达莫、腺苷或多巴酚丁胺药物负荷试验,用于不能运动的患者。适应证同运动负荷超声心动图或核素负荷试验。如负荷试验阴性者,冠状动脉粥样硬化性心脏病可能性较低;已知有冠状动脉粥样硬化性心脏病者负荷试验正常则是低危患者,随后的心血管事件的发生率也较低。

4.胸部 X 线检查

胸部 X 线检查对稳定型心绞痛并无诊断性意义,一般情况都是正常的,但有助于了解心肺疾病的情况,如有无充血性心力衰竭、心脏瓣膜病、心包疾病等。

5.超声心动图

通过超声心动图检查,可迅速准确评价心脏结构和功能。如各心腔大小,心壁厚度,心肌、乳头肌的运动情况,心脏瓣膜的结构、运动和功能、是否存在室壁瘤、心包积液等;还可测出左室舒张和收缩末期内径的大小,计算出左室射血分数及每搏血量等,对收缩功能不全的心力衰竭具有重要的诊断价值。通过对心脏形态、厚度及跨房室瓣血流分析,对心室舒张功能不全也可提供有价值的诊断依据。

6.放射性核素

心肌显像有病变的冠状动脉供血区的心肌血流灌注增加不如正常的冠状动脉供血区,从而导致局部心肌血流分布的不平衡,或心肌血流灌注绝对降低,心肌对显像剂的摄取绝对或相对减少,在心肌显像图上,表现为放射性稀疏或缺损区。

7.多层CT或电子束CT

多层CT或电子束CT平扫可检出冠状动脉钙化并进行积分。人群研究显示钙化与冠状动脉病变的高危人群相联系,但钙化程度与冠状动脉狭窄程度却并不相关,因此,不推荐将钙化积分常规用于心绞痛患者的诊断评价。

8.磁共振

目前主要是用于在住院过程中对心肌受损程度进行定性,或除外心肌炎的诊断。然而,心脏CT或MRI检查对于鉴别诊断很有价值,可除外肺栓塞或主动脉夹层。

9.有创性检查

(1)冠状动脉造影术:对心绞痛或可疑心绞痛患者,冠状动脉造影可以明确诊断及血管病变情况并决定治疗策略及预后。有创的血管造影至今仍是临床上评价冠状动脉粥样硬化和相对较为少见的非冠状动脉粥样硬化性疾病所引起的心绞痛的最精确的检查方法。经血管造影评价冠状动脉和左室功能也是目前评价患者的长期预后的最重要的预测因素。目前常用的对血管病变评估的方法是将冠状动脉病变分为单支病变、双支病变、3支病变和左主干病变。

(2)血管内超声检查:可较为精确地了解冠状动脉腔径,血管腔内及血管壁粥样硬化病变情况,指导介入治疗操作并评价介入治疗效果,但不是一线的检查方法,只在特殊的临床情况及为科研目的而进行。

二、鉴别诊断

(一)急性心肌梗死

本病疼痛部位与心绞痛相仿,但性质更剧烈,持续时间可达半小时至数小时,可伴有休克、心律失常及心力衰竭,含用硝酸甘油多不能使之缓解。心电图中面向梗死部位的导联 ST 段抬高,并有异常 Q 波(非 ST 段抬高型心肌梗死则多表现为 ST 段下移或 T 波改变)。实验室检查示白细胞计数及心肌坏死标志物(肌钙蛋白、肌红蛋白、肌酸磷酸肌酶等)增高,红细胞沉降率增快。

(二)心包炎

急性心包炎、心包积液及心包压塞时,在胸内有持续性压迫感及钝痛,并可向颈、咽、肩、臂部放射,心电图可能出现 S-T 段抬高,几天以后 T 波倒置。须与心绞痛鉴别,心包炎时可听到心包摩擦音,并伴有发热、白细胞计数增多。

(三)肋间神经痛

本病疼痛常累及 1~2 个肋间,但并不一定局限在前胸,为刺痛或灼痛,多为持续性而非发作性,咳嗽、用力呼吸和身体转动可使疼痛加剧,沿神经行径处有压痛,手臂上举活动时局部有牵拉疼痛。

(四)肋软骨炎

肋软骨炎的主要症状为局部疼痛,痛点较为固定,咳嗽、深呼吸、扩展胸壁等引起胸廓过度活动时会加剧疼痛。常见的病变好发部位为左侧第二肋软骨,其次是右侧第二肋软骨及第三、四肋软骨。受累的软骨膨隆、肿大,有明显的自发性疼痛和压痛,表面皮肤并无红、肿、热等炎症改变。

(五)食管病变

食管病变一般表现为胸骨后疼痛,以进食后、平卧时为甚,呈烧灼感、针刺感,部分患者可伴食管异物感,甚至出现吞咽困难。

(六)心脏神经官能症

患者常诉胸痛,但为短暂(几秒钟)的刺痛或持久(几小时)的隐痛,患者常喜欢不时地深吸一大口气或作叹息性呼吸。胸痛部位多在左胸乳房下心尖部附近,或经常变动。症状多在疲劳之后出现,而不在疲劳的当时,做轻度体力活动反觉舒适,有时可耐受较重的体力活动而不发生胸痛或胸闷。含用硝酸甘油无效或在 10 多分钟后才见效,常伴有心悸、疲乏及其他神经衰弱的症状。

(七)急性肺动脉高压

急性肺心病中,例如,多个性肺动脉小的栓塞、风湿性二尖瓣狭窄引起的肺动脉高压的更升高时,其胸痛用硝酸甘油无效,而应用支气管扩张药及吸氧可能缓解。

(八)其他疾病引起的心绞痛

严重的主动脉瓣狭窄或关闭不全、风湿性冠状动脉炎、梅毒性主动脉炎、心肌桥引起冠状动脉狭窄或闭塞,肥厚型心肌病等均可引起心绞痛,根据其临床表现及相关检查可以鉴别。

第四节　治　疗

一、临床常用中成药

(一)速效救心丸

速效救心丸具有增加冠脉血流量,缓解心绞痛的功能。适应于冠状动脉粥样硬化性心脏病心绞痛,症见胸闷憋气、心前区疼痛。每次 5 粒,每日含服 3 次,急性发作时含服 10～15 粒。

(二)麝香保心丸

麝香保心丸具有芳香开窍,益气温阳,理气止痛之功效,从而使冠状动脉粥样硬化性心脏病心绞痛症状缓解,并改善心功能。发作时舌下含服 2～6 粒。也可每次 2 丸(每丸 22.5 mg),每日 3 次,口服,连服 2 周。

(三)益心舒胶囊

益心舒胶囊具有益气复脉,活血化瘀,养阴生津之效。用于气阴两虚,心悸、脉结代、胸闷不舒、胸痛及冠状动脉粥样硬化性心脏病心绞痛见有上述症状者。口服,一次 3 粒,每日 3 次。

(四)芪参益气滴丸

芪参益气滴丸具有益气通脉,活血止痛之效。用于气虚血瘀型胸痹,症见胸闷、胸痛、气短乏力、心悸、自汗、面色少华、舌体胖有齿痕、舌质暗或紫暗或有瘀斑,脉沉或沉弦。冠状动脉粥样硬化性心脏病、心绞痛见上述证候者。餐后半小时服用,一次 1 袋,每日 3 次,4 周为一疗程。

(五)心悦胶囊

心悦胶囊具有益气养心,和血之效。主要成分为西洋参茎叶总皂苷。用于冠状动脉粥样硬化性心脏病心绞痛属于气阴两虚证者。口服,一次 2 粒,每日 3 次。

(六)愈心痛胶囊

愈心痛胶囊具有益气活血,通脉止痛的功效。用于气虚血瘀证的劳累型冠状动脉粥样硬化性心脏病心绞痛患者,症见胸部刺痛或绞痛,痛有定处,胸闷气短,倦怠乏力等。口服,一次 4 粒,每日 3 次。4 周为一疗程。

(七)补心气口服液

补心气口服液具有补益心气,理气止痛之效。用于气短、心悸、乏力、头晕等心气虚损型胸痹心痛。口服,一次 10 mL,每日 3 次。

(八)芪冬颐心口服液

芪冬颐心口服液具有益气养心,安神止悸的功效。用于胸痹、心悸气阴两虚证,症见心悸、胸闷、胸痛、气短、乏力、失眠多梦、心烦、自汗、盗汗。病毒性心肌炎、冠状动脉粥样硬化性心脏病心绞痛见上述证候者。口服,一次 20 mL,每日 3 次,将吸管插进瓶后直接口服。

(九)丹红注射液

丹红注射液具有活血化瘀,通脉舒络之效。用于瘀血闭阻所致的胸痹及中风,症见胸痛,胸闷,心悸,口眼㖞斜,言语謇涩,肢体麻木,活动不利等症;冠状动脉粥样硬化性心脏病、心绞痛、心肌梗死、瘀血型肺心病、缺血性脑病、脑血栓。静脉滴注,一次 20～40 mL,加入 5% 葡萄糖注射液 100～500 mL 稀释后缓慢静脉滴注,每日 1～2 次;伴有糖尿病等特殊情况时,改用 0.9% 的生理盐水稀释后使用。

二、辨证论治

(一)心脉瘀阻证

心胸剧痛,如刺如绞,痛有定处,入夜尤甚,甚则心痛彻背,背痛彻心,心悸,舌质紫黯,或有瘀点瘀斑,脉沉涩或结代。

1.治法

活血化瘀,通脉止痛。

2.代表方剂

血府逐瘀汤加减。当归 10 g,地黄 15 g,桃仁 12 g,红花 8 g,枳壳 12 g,桔梗 10 g,赤芍 15 g,柴胡 12 g,川芎 10 g,牛膝 12 g,甘草 6 g。每日 1 剂,水煎服。

3.加减

若兼胁痛者加郁金 15 g、延胡索 18 g,以增强疏肝理气止痛之力;若兼心气阴不足者加太子参 10 g、麦冬 15 g,以益气养心;若兼心烦失眠者加酸枣仁 15 g、夜交藤 20 g,以安神助眠;若胸痛剧烈,属血瘀重症者加水蛭、丹参、三七,以增活血之力;若伴气短神疲,自汗出,脉细弱或结代者,用加味人参养荣汤合桃红四物汤益气活血,加大方中人参、黄芪用量;若伴形寒肢冷,脉沉迟或沉细,属寒凝或阳虚者,加细辛、高良姜、桂枝温通散寒,或肉桂、人参、附子等温阳益气。

(二)气滞心胸证

心胸满闷,疼痛阵发,痛无定处,善叹息,抑郁,遇情志波动时容易诱发或加重,常伴胃脘胀闷不适,得嗳气则舒。舌苔薄或薄腻,脉弦细。

1.治法

疏肝理气,活血通络。

2.代表方剂

柴胡疏肝散加减。陈皮 10 g,柴胡 15 g,川芎 10 g,香附 15 g,枳壳 12 g,芍药花 12 g,丹参 20 g,延胡索 15 g,炙甘草 5 g。每日 1 剂,水煎服。

3.加减

若兼血瘀,心痛甚者,合丹参饮、失笑散;肝气不舒,郁而化热,可加栀子10 g、牡丹皮 10 g。若兼有胃脘胀闷不适,嗳气,食欲缺乏等,可用逍遥散以疏肝理脾。

(三)痰浊痹阻证

胸闷如窒而痛,痛引肩背,气短喘促,遇阴雨天诱发或加重,多形体肥胖,倦怠乏力,肢体困重,痰多,或咳吐痰涎,纳呆便溏,舌体胖大边有齿痕,舌苔浊腻,脉象弦滑。

1.治法

通阳泄浊,化痰开胸。

2.代表方剂

瓜蒌薤白半夏汤加减。瓜蒌 15 g,薤白 15 g,法半夏 12 g,陈皮 10 g,茯苓15 g,枳实 15 g,胆南星 12 g,生姜 3 片,甘草 6 g。每日 1 剂,水煎服。

3.加减

若兼阳虚有寒者,加熟附子(先煎)12 g、肉桂(焗服)3 g 助阳散寒;兼心脉瘀阻者,加丹参 20 g、三七末(冲服)3 g,以活血通脉;若痰郁化火者,加黄连 9 g、天竺黄 15 g,以清热除痰;若痰热伤津,加地黄 10 g、麦冬 10 g、沙参 10 g,以养阴;若痰扰清窍眩晕者加天麻 12 g、石菖蒲 12 g,以定眩止晕。由于脾为生痰之源,临床应用时尚需注意在祛痰之时兼以健运脾胃,适当配伍健脾行气化湿之品,痰化则气行,血亦行。

(四)寒凝心脉证

猝然心痛如绞,胸痛彻背,遇寒再发或加重,心悸气短,面色苍白,甚则四肢厥冷,冷汗自出,喘不得卧,小便清长,大便溏薄,舌淡苔白,脉沉迟或沉紧。

1.治法

温通心阳,散寒止痛。

2.代表方剂

瓜蒌薤白白酒汤合当归四逆汤加减。瓜蒌 15 g,薤白 15 g,当归 15 g,桂枝 10 g,白芍 10 g,细辛 3 g,通草 10 g,白酒若干。每日 1 剂,水煎服。

3.加减

若兼血瘀心脉痛剧,伴痛有定处,舌紫黯或有瘀斑,脉结代或涩者,加丹参 20 g、三七末(冲服)3 g,以活血通脉;若阴寒极盛,见心痛彻背,背痛彻心,伴形寒肢冷,喘不得卧,脉沉紧或沉微者,加高良姜 10 g、乌头 10 g(先煎)散寒温通;若兼气虚,见心悸气短,乏力自汗,脉沉细者加人参 15 g,以补益心气。

(五)气阴两虚证

胸闷隐痛,时发时止,心悸气短,易汗出,动则益甚,神疲懒言,声低气微,面色少华,舌偏红或有齿印,脉细数或结代。

1.治法

益气养阴,通脉止痛。

2.代表方剂

生脉散合炙甘草汤加减。太子参 10 g,麦冬 15 g,五味子 6 g,炙甘草 10 g,桂枝 9 g,地黄 15 g,阿胶(烊化)15 g,大枣 15 g。每日 1 剂,水煎服。

3.加减

心血虚明显者,可加当归 12 g、川芎 10 g、白芍 12 g,以补心血;心烦不眠者,可加酸枣仁 18 g、夜交藤 20 g,以宁心安神;胸痹心痛明显者加丹参 18 g、三七末(冲服)3 g,以活血通络;兼气滞血瘀者,加郁金、川芎,以行气活血;心脾两虚者,可加茯苓 10 g,半夏 10 g,以健脾和胃。兼痰浊者,加白术、茯苓、白豆蔻,以健脾化痰。

(六)心肾阴虚证

胸闷心痛,五心烦热,虚烦不寐,心悸不宁,腰膝酸软,头晕耳鸣,口干盗汗,大便秘结,舌红少苔或苔剥,脉细数。

1.治法

滋阴补肾,养心安神。

2.代表方剂

左归饮合天王补心丹加减。山茱萸 12 g,熟地黄 18 g,怀山药 15 g,枸杞子 15 g,茯苓 15 g,五味子 6 g,当归 10 g,麦冬 15 g,天冬 15 g,酸枣仁 15 g,柏子仁

12 g,丹参 15 g,炙甘草 10 g。每日 1 剂,水煎服。

3.加减

心胸痛明显者加丹参 18 g、三七末(冲服)3 g,以活血止痛;心气虚弱者加人参 10 g,以补气养心;腰痛者加续断 15 g、杜仲 15 g,以固肾强腰;虚火上扰寐差者可合黄连阿胶汤。阴虚阳亢,风阳上扰者,加石决明、珍珠母、磁石,以重镇潜阳;阴阳气血失和致心动悸,脉结代者,可合用炙甘草汤。

(七)心肾阳虚证

胸闷疼痛,心悸气短,乏力自汗,动则益甚,畏寒肢冷,面色苍白,或见唇甲发绀,四肢水肿,舌淡苔白,脉沉微或迟缓无力。

1.治法

补气助阳,温通心脉。

2.代表方剂

参附汤合右归饮加味。人参(另炖)15 g,熟附子(先煎)12 g,肉桂(焗服)3 g,鹿角胶 10 g,熟地黄 15 g,怀山药 15 g,山茱萸 15 g,枸杞子 10 g,菟丝子 15 g,杜仲 10 g,当归 10 g。每日 1 剂,水煎服。

3.加减

若兼血瘀心痛者,可加丹参 20 g、三七末(冲服)3 g,以活血通脉;若阳虚不能治水,水饮上凌心肺,加黄芪 20 g、茯苓 20 g、猪苓 18 g、防己 10 g,以利水消肿;若阳损及阴,阴阳两虚,可加麦冬 15 g、五味子 10 g,以养阴。若阳虚欲脱,厥逆者,用四逆加人参汤或参附注射液以回阳救逆;若兼寒凝心脉,疼痛剧烈者,加高良姜 10 g、细辛 3 g、乌头 10 g(先煎),以辛温散寒止痛。

(八)气虚痰瘀证

心胸闷痛,疲倦乏力,形体肥胖,气短,或见食欲缺乏,舌淡胖,或有齿印,或质紫黯,或有瘀点、瘀斑,苔浊腻,脉弦滑或细涩。

1.治法

调脾护心,益气化痰。

2.代表方剂

温胆汤加减。党参 30 g,五爪龙 25 g,法半夏 15 g,橘红 6 g,三七 10 g,茯苓 15 g,竹茹 10 g,枳壳 6 g,白术 15 g,甘草 5 g。每日 1 剂,水煎服。

3.加减

心肺气虚明显者,可加黄芪 25 g 或红参 10 g 另炖兑入;若痰浊壅盛者,加薏苡仁 30 g、石菖蒲 10 g;气阴不足者,可合用生脉散,加麦冬 15 g,五味子 6 g,党参改太子参。心肾两虚明显者,可加巴戟天 15 g,淫羊藿 15 g,桑寄生 15 g。

三、外治法

(一)针灸

1.体针

(1)常用主穴:心俞、厥阴俞。

(2)常用配穴:内关、足三里、间使。

(3)手法:每次选用 4～5 穴,轮流使用,连续治疗 10 次后可停针数日,再行治疗。对心阳不振,寒凝心脉者可配合灸法。

(4)加减:气滞血瘀配膈俞、巨阙、阴郄,针用泻法;心阴亏虚配阴郄、太溪、三阴交;心阳不振配命门、巨阙、天池、厥阴俞,针后加灸;痰浊中阻配太渊、中脘、丰隆、巨阙,针用泻法;寒凝心脉配关元、气海,针后加灸。

2.耳针

(1)常用主穴:心、小肠、交感、皮质下。

(2)常用配穴:脑点、肺、肝、胸、降压沟、兴奋点、枕等。

(3)手法:每次选穴 3～5 个,少数心区刺两根针。针入后接电脉冲治疗仪,留针 1 小时,隔日 1 次,12 次为 1 个疗程。

(4)加减:伴失眠多梦可选神门、皮质下以安神镇静;伴胸闷、困倦、有痰湿可选脾、三焦、内分泌以化痰;头胀痛、血压高可选肝、降压点等;心绞痛较重可选心、交感、神门以镇静止痛。

3.腹针

君(主穴):引气归元(即中脘,脐上 4 寸。下脘,脐上 2 寸。气海,脐下 1.5 寸。关元穴,脐下 3 寸);臣(次穴):水分(脐上 1 寸),商曲(下脘旁0.5 寸,左侧);佐:气旁(气海穴旁 0.5 寸,左侧),气穴(关元旁 0.5 寸,双穴)。治疗胸闷胸痛、心慌心悸等症状。

(二)推拿

推拿按摩以拇指或手掌按揉心俞、膈俞、厥阴俞、内关、间使、三阴交、心前区阿是穴,每次 10 分钟。

(三)穴位敷贴

1.心绞痛宁膏

每次 2 帖,贴敷心前区,24 小时更换 1 次。适用于疼痛初缓解的维持治疗、预防复发尤其是预防夜间发作。

2.麝香心绞痛膏

外敷心前区痛处与心俞穴。

3.补气活血软膏

将软膏敷贴于胸骨的左缘及左第二肋间以下 6 cm×6 cm 的范围,每次 5 g,每日 2 次,15 天为 1 个疗程。

第五节　病 案 精 选

病案一　风寒袭表,气虚血瘀证

李××,男,67 岁。初诊。

主诉:胸闷痛 10 余年,加重 1 周。

病史:10 余年前无明显诱因出现胸闷痛,每次胸痛发作持续时间约 10 分钟,时伴大汗漓淋,2010 年因急性心肌梗死就诊于某医院,2011 年于某医院植入支架 6 枚。

现主症:1 周前因感冒诱发心前区不适加重,近来无明显胸痛,时有胸闷气短,活动后憋喘,乏力,后背部胀满,咳嗽咳痰,时有汗出,无头晕头痛,纳眠一般。舌暗红,苔白腻,脉弦紧。属气虚血瘀证。

诊断:胸痹心痛(风寒袭表,气虚血瘀)。

治法:温阳散寒,活血化瘀。

处方:小青龙汤合补阳还五汤加减。黄芪 20 g,炒白术 10 g,防风 10 g,干姜 6 g,细辛 3 g,五味子 10 g,炙麻黄 10 g,桂枝 12 g,白芍 10 g,炙甘草 6 g,前胡 10 g,葶苈子 10 g,当归 10 g,桃仁 10 g,红花 10 g,川芎 10 g,延胡索 15 g,7 剂。水煎服。

二诊:服药症减,自述已无咳嗽咳痰,仍时有胸闷后背胀满,头部不适,易汗出。舌淡红,苔白腻,脉弦细。

换方:瓜蒌 10 g,薤白 10 g,桂枝 10 g,丹参 10 g,降香 6 g,砂仁 10 g,白芍 10 g,黄芪 30 g,炒白术 10 g,防风 10 g,麻黄根 10 g,前胡 10 g,川芎 10 g,炒枣仁 10 g,10 付。水煎服。

三诊:患者服药后诸症俱消,精神渐好,嘱其原方继服 10 剂后,已无明显不适,遂停药。

按语

患者胸痹日久,耗阴损阳,舌暗红,脉弦,四诊合参,诊为气虚血瘀之证,气为血之帅,气行则血行,气虚则血瘀,阳气不足使得气血瘀滞,阻塞心窍,脉络不通,不通则痛。因患者近来外感,脉呈紧象,则先以温阳解肌之法祛除外感,后以瓜蒌、薤白、桂枝等豁通心脉,黄芪、白术、炙甘草等补益心气,降香、前胡、川芎等调理气机,另以砂仁顾护脾胃、炒枣仁安神助眠。

病案二　气血亏虚证

陈××,男,78 岁。初诊。

主诉:胸闷心慌阵作 3 年,加重伴乏力 1 个月。

病史:既往有冠状动脉粥样硬化性心脏病、心绞痛病史 10 余年,平素口服阿司匹林肠溶片、单硝酸异山梨酯、酒石酸美托洛尔片等药物治疗,病情尚稳定。近 1 月来西药未停,无明显诱因时感胸闷心慌、后背胀满阵作。行心电图检查示:窦性心律,偶发室性期前收缩,V_2-V_5 导联 ST-T 改变。

现主症:胸闷心慌,无明显胸痛,后背部胀满,乏力气短,胃脘部嘈杂,汗出多,颈部不适,周身酸楚,纳一般,眠尚可。舌淡红,苔薄白,脉弦细。

诊断:胸痹心痛(气血亏虚)。

治法:健脾益气,养血安神。

处方:茯苓 10 g,桂枝 10 g,炒白术 15 g,炙甘草 10 g,黄芪 30 g,党参 30 g,防风 10 g,柴胡 10 g,葛根 15 g,陈皮 10 g,白芍 10 g,金钱草 10 g,鸡内金 10 g,肉桂 6 g,炒麦芽 15 g,甘松 15 g,乌梅 5 g,生姜 3 片,大枣 3 枚为引,7 剂。水煎服。

二诊:诉诸症好转,时有心虚胆怯,前胸发热,易紧张,偶有咽痒,舌暗红,苔白,脉弦细

处方:牡丹皮 10 g,栀子 6 g,柴胡 10 g,葛根 15 g,黄芪 30 g,当归 10 g,白芍 10 g,炒白术 10 g,茯苓 10 g,桂枝 10 g,川芎 10 g,炒枣仁 10 g,金钱草 10 g,鸡内金 10 g,肉桂 6 g,炒麦芽 10 g,生姜 3 片,大枣 3 枚为引,7 剂。水煎服。

三诊:诸症好转,纳眠可。嘱其原方继服 10 剂后,诸症俱消。

按语

患者胸闷日久,乏力气短,胃脘嘈杂,舌淡红,苔薄白,脉弦细,综合四诊,当为生化乏源致使气血亏虚,脾失健运,气血生化乏源,不能上奉于心,心失荣养,胸中阳气式微,不能灌注心脉,血脉凝泣不通。当以四君子、黄芪等大补脾气,另以陈皮、鸡内金、炒麦芽、姜枣等理气和胃,使后天健运,气血生化有源,葛根、甘松改善心律失常效著。数剂后患者有胆怯发热,属热扰心神,随证加用牡丹皮、栀子除热安神。

第七章

心 律 失 常

第一节 概 述

一、定义

心律失常是指心脏冲动的频率、节律、起源部位、传导速度或激动次序的异常。正常成人的心率为 60～100 次/分,心律失常时常有心脏搏动频率异常,在心脏搏动之前,先有异位冲动的产生与传导,或心脏内的激动传导不正常,引起整个或部分心脏的活动变得过快、过慢或不规则,或者各部分的激动顺序发生紊乱,引起心脏跳动的速率或节律发生改变。

心脏传导系统由负责正常心电冲动形成与传导的特殊心肌组成,包括窦房结,结间束,房室结,希氏束,左、右束支和浦肯野纤维网。

窦房结是心脏正常窦性心律的起搏点,位于上腔静脉入口与右心房后壁的交界处,长 10～20 mm,宽 2～3 mm,主要由起搏细胞与移行细胞组成。窦房结通常起搏频率为 60～100 次/分,冲动在起搏细胞形成后,通过移行细胞传导至窦房结以外的心房组织。窦房结动脉起源于右冠状动脉者占 60%,起源于左冠状动脉回旋支者占 40%。

结间束连接窦房结与房室结,分成前、中与后 3 束。房室结位于房间隔的右后下部、冠状窦开口前、三尖瓣附着部的上方,长 7 mm,宽 4 mm。其上部为移行细胞区,与心房肌接续;中部为致密部,肌纤维交织排列;下部纤维呈纵向行走,延续至希氏束。房室结是最重要的次级起搏点,频率一般为 40～60 次/分。房室结的血供通常来自右冠状动脉。

希氏束为索状结构,长约 15 mm,起自房室结前下缘,穿越中央纤维体后,走行于室间隔嵴上,然后分成左右束支。左束支稍后分为左前分支和左后分支,分别进入两组乳头肌。由于左束支最先抵达室间隔左室面,遂使该区域成为心脏最早的激动部位。右束支沿室间隔右侧面行进,至前乳头肌根部分成许多细小分支,其主干细而长,易受损伤而发生传导阻滞。左、右束支的终末部呈树枝状分布,组成浦肯野纤维网,潜行于心内膜下。这些组织的血液供应来自冠状动脉前降支与后降支。

正常心电活动的顺序是冲动在窦房结形成后,由结间束和普通心房肌传递,抵达房室结及左心房;冲动在房室结内传导速度极为缓慢,抵达希氏束后传导再度加速;束支与浦肯野纤维的传导速度极快,使全部心室肌几乎同时被激动。最后,冲动抵达心外膜,完成一次心动周期。

二、分类

心律失常的分类方式很多,这里主要依据心律失常的发生部位与发生机制及心率快慢进行分类。

(一)依据发生部位进行的分类

1.窦性心律失常

(1)窦性心动过速。

(2)窦性心动过缓。

(3)窦性心律不齐。

(4)窦房传导阻滞。

(5)窦性停搏。

(6)病态窦房结综合征。

2.房性心律失常

(1)房性期前收缩。

(2)房性心动过速。

(3)心房扑动。

(4)心房颤动。

(5)房内传导阻滞。

(6)房性逸搏和逸搏心律。

3.房室交界性心律失常

(1)房室交界性期前收缩。

(2)房室交界性心动过速包括阵发性和非阵发性。

(3)房室交界性逸搏和自搏心律。

(4)房室传导阻滞。

4.室性心律失常

(1)室性期前收缩。

(2)室性心动过速包括阵发性和非阵发性。

(3)室性逸搏和自搏心律。

(4)室内传导阻滞包括束支、束支分支和希氏束。

(5)心室扑动。

(6)心室纤颤。

(7)心脏电静止。

5.其他

(1)干扰及房室分离。

(2)预激综合征。

(二)依据发生机制进行的分类

1.激动起源异常引起的心律失常

(1)窦性心律失常(激动自窦房结发出)。

(2)异位心律(激动自异位节奏点发出)。

2.激动传导异常引起的心律失常

(1)干扰及干扰性房室分离。

(2)心脏传导异常。

3.自律性异常与传导性异常并存

(1)并行心律:①并行性心搏(房性、交界性、室性);②并行性心动过速(房性、交界性、室性);③多重性并行心律。

(2)异位节律伴外出阻滞。

(3)扑动或颤动(房性、室性)。

(4)混合性心律失常:①多源性心动过速(房性、室性);②多重性心动过速(房性、交界性、室性);③完全性心房、心室分离。

(三)依据心率快慢进行的分类

1.快速型心律失常

(1)期前收缩:可分为窦性、房性、房室交界性和室性4种,其中以室性期前收缩最常见,其次是房性,交界性期前收缩较少见,窦性期前收缩罕见。

(2)快速型室上性心律失常:阵发性室上性心动过速、房性心动过速、心房纤颤、心房扑动。室上性心动过速多见青少年,大多无器质性病变;房性心动过速、心房纤颤、心房扑动多见于器质性心脏病患者,少数见于无器质性心脏病患者。

(3)快速型室性心律失常:室性心动过速、心室扑动和心室颤动,多见于器质性心脏病,特发性室性心动过速可见于正常人。

(4)预激综合征:典型的预激综合征、短 P-R 综合征和变异型预激综合征。

2.缓慢型心律失常

缓慢型心律失常主要包括窦性(窦性心动过缓、病态窦房结综合征和窦性停搏)、房室交界性、室性缓慢性心律失常,也包括传导阻滞(包括窦房传导阻滞、心房内传导阻滞、房室传导阻滞、心室内传导阻滞)等。临床常见的有窦性心动过缓、病态窦房结综合征、房室传导阻滞。

三、基于心律失常的心功能分级

研究认为,心律失常尤其是室性心律失常的发生对于心肌梗死的预后具有预测意义。常用的心功能分级标准主要包括纽约心脏病学会分级标准、Killip 分级标准、Forrest 血流动力学分级标准、临床分级标准、6 分钟步行分级标准、Lown 分级,这些标准的制定为评估心脏功能、预测预后起到积极作用。

其中 Lown 分级是由美国医师 Lown 和 Wolf 总结了室性期前收缩和冠状动脉粥样硬化性心脏病猝死的关系,推测不同级别的室性期前收缩与患者预后之间的关系进行制定的。该方案简单直观、操作方便、临床中较为推广应用,其标准如下。

0 级:无室性期前收缩。

Ⅰ级:偶发,每小时<30 次或每分钟<1 次。

Ⅱ级:频发,每小时>30 次或每分钟>6 次。

Ⅲ级:多源性室性期前收缩。

ⅣA 级:成对的室性期前收缩,反复出现。

ⅣB 级:成串的室性期前收缩(3 个或 3 个以上室性期前收缩)反复出现。

Ⅴ级:期前收缩的 R 波落在前一个窦性激动的 T 波上(R on T)。

四、中医对心律失常的认识

心律失常属于中医的心悸、怔忡、胸痹、眩晕等范畴。在脉象上表现为结代、迟数脉等。心悸是指心跳不宁,时作时休,可分为惊悸、怔忡 2 种。怔忡则为心跳无有宁时,不能自主。如由惊恐而发者,称为惊悸。心悸与怔忡在病因及程度上有差别,前者多因惊恐、恼怒所诱发,全身情况较好,发作时间短,病情较轻,后者则外无所惊,而自觉心悸不安,稍劳即发,全身情况较差,病情较重。《医学正传·怔忡惊悸健忘证》说:"夫所谓怔忡者,心中惕惕然动摇而不得安静,无时而作者是也。惊悸者,蓦然而跳跃惊动而有欲厥之状,有时而作者是也。"我国古代通过切脉来观察心律的变化。早在《黄帝内经》一书就有记载,如《素问·平人气象论篇》有:"人一呼脉一动,一吸脉一动,曰少气……人一呼脉四动以,上曰死。"又《脉经》所载脉来"乍大乍小,乍疏乍数""如麻豆击手"等,都形象地描绘了心律失常的脉象。后世医家,通过临床实践,将脉象描述为结、代、促、数、迟等均是。结脉为来缓,时而一止,止无定数,即脉速率迟缓,在搏动迟缓中时而有一次歇止,止后又搏动,歇止无一定的规律性、代脉来时见一止,止有定数,良久方来,特点是止有常数,每次歇止的时间较长。促脉来时数,而时一止,止无定数,其表现是速率快,在搏动的过程中有时歇止,但歇止没有一定规律,止后复搏动。数脉在一息的时间内,脉来 5 次以上,应指甚数。迟脉速率迟缓,至数不及一息三至。

五、中医治疗心律失常的优势

心律失常是临床上常见且病因复杂的疾病,中医对于心律失常的治疗已积累了丰富的经验。能够正确认识病理机制、进行准确辨证是中医治疗心律失常取得良好疗效的关键。医师选择中医治疗心律失常时,在中医辨证下进行,针对患者体质,合理选择中药治疗。此外,协同运用按摩、针灸、推拿等治疗手段可进一步调节心脏功能,从而改善患者病症。

目前西药在治疗心律失常时,抗心律失常药物的不合理应用会加重原有病情或者引发新的心律失常。室性心律失常中国专家共识指出,大多数研究表明导管消融仅适用于症状明显的频发室性期前收缩患者。导管消融作为有创手术,复发率高,一直不被人们所接受。而中医在"整体观念、辨证论治"诊疗的思维方式指导下。根据不同患者辨证施治,对中药的合理应用,既能降低室性期前收缩总数,又能同时减轻了患者的症状;中药毒副反应较小,一般不会引起对肝肾功能的损害,可以明显缓解患者症状,降低室性期前收缩频率且稳定性较好。中药的合理运用既可以避免西药在治疗上的缺陷,减少了不良反应,还能达到良好的疗效。

第二节　病因、病机

一、病因

(一)心肾阳虚

本病多见于老年患者,年事渐高,阳气渐虚。心主血脉,心脏搏动及脉的舒缩有赖于心阳的促进、兴奋功能。心阳为君火,肾阳为相火,心肾阳气正常则君火与相火互济,心阳充盛。心脏搏动正常才能鼓动血液运行周身,滋养诸脏腑。

(二)心气亏虚

心气具有推动和调控心脏搏动及精神活动的作用。心主神明,心神失养,则见神疲、失眠、健忘等症。心气衰弱则心搏无力,血运失常,可见心悸、气短,动则益甚,脉弱或结代。

(三)气阴两虚

阴阳互根,阳气不足,久则损及阴,轻者气阴两虚,甚则阴阳两虚,久则心脏搏动难以接续,甚则停搏,五脏功能受损,气血难以运行。病情危重时,则阴阳难以顺接、气血逆乱而引起厥脱,甚则阴阳离决。

(四)气滞血瘀

患者久病,情志失和,久则伤肝,肝主疏泄,具有调畅气机的作用,气机不畅,血液瘀滞,则生血瘀,阻于脉道,故脉见结代或涩脉等;而气郁生痰,痰瘀互结,心脉受阻,加重病情。

(五)痰阻心脉

心气心阳不足,久则可致血行不畅,年老脾虚,运化失司,则内生痰湿,痹阻心脉。痰阻心脉则可见胸闷、胸痛;痰邪阻滞经脉,则肢体困重;痰蒙心窍则眩晕、恶心,甚则昏不识人。

(六)外邪侵袭

外邪之中以热毒之邪及风寒湿热之邪最易犯心。温邪上受,首先犯肺,病邪可以顺传由卫入气,由气入营血,热传心脉,心脉受邪而致病;温邪上受亦可以逆传直犯于心或者由于热邪羁留不去,耗伤气阴,内损于心而成本病。风寒湿热之邪亦可合而为痹,痹阻于经脉、肌肉、关节的病邪,在一定条件下也可内犯于心,正如《黄帝内经》指出的"脉痹不已,复感于邪,内舍于心。"

(七)七情刺激

七情太过可以致病,可以伤心。除过喜可以直接伤心之外,过于忧愁思虑可以损伤脾胃,脾胃虚弱则聚湿成痰;郁怒伤肝,木盛化火,火热灼津,炼津为痰。肝郁脾困或肝郁脾虚,亦会引起湿聚痰生。痰阻气机,血脉不畅,心失所养而发病。

(八)饮食不节

饮食不节,过食膏粱厚味、醇酒乳酪,损伤脾胃,脾胃失健,痰湿由生,痰浊上扰心肺或阻碍气机,痹阻脉道,发为本病。

(九)体质虚弱

体质虚弱的原因有先天禀赋不足,也有因年老体弱,心脉不通,或因病体虚弱,心失所养。此外也有因服药不当,损害于心而发病者。

(十)食药不当

因药物过量,或为毒性较剧,耗伤心气,损伤心阴,引起心悸。如中药附子、乌头、蟾酥、麻黄、雄黄等;西药如奎尼丁、地高辛等。

(二)病机

本病的临床表现很多,但不外虚实两端,虚证之中通常有心气不足、心血不足、心气阴两虚、心阳不足、心阳虚脱、心神不宁等;实证之中通常有痰扰心脉、心脉瘀阻等。证型可以变化发展,心气不足,帅血无力,可以造成心脉瘀阻;痰浊血瘀可以阻塞脉道,令心失濡养,心气不足,心血不通,气阴两虚,心阳不足,甚致心阳虚脱。本病的基本证型可以单独出现,但更多的是混合相见。因此心气不足往往与心脉瘀阻并见,心阳不足往往与痰浊扰心共存,心阴不足往往与心火上炎相伴。

第三节 诊断与鉴别诊断

一、诊断

(一)临床表现

1.症状

(1)窦性心动过速:心率在 100～150 次/分范围内,可无症状,或有心悸、乏力、易激动等。

(2)期前收缩:偶发者可无症状或自觉心跳不规则,心跳停歇感或增强感。频发者有心悸、胸闷、乏力,甚则有心绞痛发作。

(3)阵发性室上性心动过速:发作时,有心悸、头晕、心前区不适、乏力,发作时间长而严重的病例可出现心绞痛、呼吸困难、血压下降。

(4)阵发性室性心动过速:发作时,患者突然头晕、血压下降、心绞痛发作,甚至昏厥、休克、猝死。

(5)心房扑动与心房颤动:发作时,患者可心悸、胸闷,严重者可出现昏厥、心绞痛或心力衰竭。持久心房颤动者,心房内常有血栓形成,血栓脱落,即可造成栓塞。

(6)心室扑动与心室纤颤:一旦发生,瞬即出现意识丧失、抽搐,继之呼吸停止。

(7)窦性心动过缓:心率≥50次/分,一般不引起症状,如心率<45次/分,常引起心绞痛、心功能不全或中枢神经系统功能障碍等症状。

(8)病态窦房结综合征:轻者可出现头昏、乏力、失眠、记忆力减退、反应迟钝等,重者可反复晕厥或心脏停搏。

(9)房室传导阻滞:一度房室传导阻滞一般无症状。二度房室传导阻滞或可有心悸或心脏停顿感,心跳缓慢时可有头昏、乏力、活动后气促,甚至晕厥。三度房室传导阻滞除上述症状外,还可出现心、脑、肾等脏器供血不足的临床表现,如心、脑、肾功能不全等。

2.体征

(1)窦性心动过速:心率在100~150次/分范围内,可有心尖部搏动和颈部血管搏动增强,心音响亮,或可在心尖部听到收缩期杂音,脉数。

(2)期前收缩:可听到提前发生的期前收缩和其后较长时间的间歇,期前收缩的第一心音常增强,第二心音减弱或消失,脉结代或脉促。

(3)阵发性心动过速:室上性心动过速发作时心率在150~250次/分,心率绝对规则,不因呼吸和运动而变化,第一心音强度不变。心脏原有杂音减弱或消失。室性阵发性心动过速心率在150~250次/分,心律略不规则,心尖部第一心音强弱不等并可有心音分裂,脉数疾。

(4)心房扑动与心室颤动:心房扑动时心率快而规则,如压迫一侧颈动脉窦或眼球,能使心率暂时减慢,压迫解除后,恢复原来心房扑动的心率。心房扑动伴有不规则房室传导时,心跳不规则。心房颤动心律绝对不规则,心音强弱不一,脉搏短绌。心房扑动之脉象多表现为脉促,心室率缓慢者亦可表现为结代脉,快速心房颤动之脉象多表现为促涩,缓慢心房颤动亦可表现为迟涩或结代,心房颤动合并三度房室传导阻滞者可表现为脉迟。

(5)心室扑动与心室纤颤:患者意识丧失,血压下降,大动脉搏动消失,听不到心音,脉涩微或怪乱。

(6)窦性心动过缓:心率<60次/分,脉缓或迟。

(7)病态窦房结综合征:心律失常的表现为多样性,如有严重心动过缓、窦性停搏、窦房传导阻滞,心率常在50次/分以下,并可听到心律不整或长间歇。脉迟或结代。当病窦出现"慢-快"综合征时,此时脉象即表现为脉迟缓、结代与数疾、促涩交替出现。

(8)房室传导阻滞:一度房室传导阻滞一般无体征,脉象亦多无异常。二度房室传导阻滞可分为二型:莫氏Ⅰ型又称文氏现象,听诊时第一心音可强弱不等,在一系列规则的心脏搏动后出现一个长的间歇,在间歇前无期前收缩;莫氏Ⅰ型听诊可发现每隔一次或数次规则性心脏搏动后有一长间歇,或心率慢而规则,脉结代或促脉。三度房室传导阻滞或称完全性房室传导阻滞,心率在40次/分左右,心尖区第一心音强弱不等。有时第一心音特别响亮称"大炮声",收缩压偏高,舒张压偏低而脉压增大。严重时因心室率突然减慢或暂时停搏而心音、脉搏暂时消失。脉迟或结代。

(二)实验室及其他辅助检查

1.心电图

(1)窦性心动过速:心电图P波为窦性,P-R间期>0.12秒,P-P间距<0.6秒,心率一般在100~150次/分,P波可能与前面的T波重叠。

(2)期前收缩:①房性期前收缩有提早出现的P波,形态与窦性心律不同。常重叠于T波上,P-R间期>0.12秒,提早出现的QRS波群形态大多与窦性心律者相同。期前收缩后代偿间歇不完全。②结区性期前收缩QRS波群形态与窦性者相同,逆行P波可出现于QRS之前,P-R间期<0.12秒,或出现于QRS之后,R-P间期<0.12秒,或埋藏于QRS之中,期前收缩后多有完全性代偿间歇。③室性期前收缩有过早出现的QRS波群,形态异常,时限>0.12秒,T波与QRS波主波方向相反,ST段随T波方向移位,其前无相关的P波。期前收缩之后多有完全性代偿性间歇。④室上性心动过速有连续3次以上房性或结区性期前收缩,频率多在150~250次/分,节律规则。P波形态与窦律不同,QRS波形态一般正常。P波也可与T波重叠,或在QRS波后见逆行P波。室性心动过速有 3 次以上连续室性期前收缩,QRS 波群增宽>0.12 秒,心室率150～250 次/分,节律可略不规则,P 波与 QRS 波群无固定关系。

(3)心房扑动与心房颤动:①心房扑动时 P 波消失,代之以规则形状一致的心房扑动波,频率在 250～350 次/分。QRS 波群形状大致与窦性相同,房室传导比例为 2∶1 至 4∶1 不等。②心房颤动时 P 波消失,代之以大小形态不一的,且不整齐的心房颤动波,频率在 350～600 次/分,心室律绝对不规则,QRS 波群大致与窦性相同。

(4)心室扑动与心室纤颤:①心室扑动时,规则而连续的大扑动波,频率为150～250 次/分,QRST 波相互融合而无法区分。②心室纤颤时,QRS 波群、T 波群完全消失,代之以频率为每分钟 150～500 次的大小不等,形状不同,极不均匀的颤动波形。心室纤颤开始时,其波幅常较大,以后逐渐变小,频率变慢,终于变为等电位线。

(5)窦性心动过缓:窦性 P 波,心率<60 次/分,P-R 间期 0.12～0.20 秒,P-P 间距>0.10 秒,T-P 段常显著延长。

(6)病态窦房结综合征:可见有窦房传导阻滞和/或窦性静止,显著窦性心动过缓、逸搏、短暂或持续逸搏心律,逸搏夺获二联律,伴随房性快速心律失常、传导阻滞等。

(7)房室传导阻滞:①一度房室传导阻滞发作时 P 波后均有 QRS 波群,P-R 间期>0.20 秒。②二度Ⅰ型房室传导阻滞发作时 P-R 间期逐渐延长,直至P 波后脱落一次 QRS 波群,以后又周而复始,形成 3∶2、4∶3 或 5∶4 的房室传导比例的阻滞。二度Ⅱ型房室传导阻滞发作时 P-R 间期较为恒定,每隔 1、2 或3 个 P 波后有一个 QRS 波脱漏。因而分别称为 2∶1、3∶2、4∶3 房室传导阻滞。③三度房室传导阻滞发作时 P 波与 QRS 波群相互无关,心房率比心室率快,心房律可以是窦性或起源于异位,心室律由交界区或心室起搏点维持。

2.动态心电图

动态心电图是心律失常诊断的重要方法,能记录 24 小时心电活动,能发现短暂、隐性的心律失常。可用于评价患者活动、症状与心律失常的关系,鉴别良性与恶性心律失常,确定心律失常的诊断,观察药物的作用等。

3.希氏束心电图

希氏束心电图是有创性的心腔内心电图,用于研究心律失常的发生机制,鉴别室上性或室性心动过速,诊断房室传导阻滞部位等。

4.食管心房调搏

食管心房调搏用于测定窦房结传导时间、窦房结恢复时间等，以评价窦房结功能，对病态窦房结综合征的诊断有重要的意义。

5.阿托品试验

给患者静脉注射阿托品 1~2 mg，并在注射后 1、2、3、5、10、15、20 分钟时分别描记心电图。如果注药后窦性心律<90 次/分，则为阳性，如出现结性逸搏性心律也为阳性。

6.心室晚电位检测

晚电位为 QRS 波末端出现的高频低幅信号。常发生于缺血性心脏病与心梗后恶性心律失常，与猝死有关。

(三)诊断要点

1.窦性心律

(1)窦性心律失常：根据 V_5、V_6 导联 P 波直立，aVR 导联 P 波倒置，可以确定心房激动起源于窦房结。正常的窦性心律节律整齐，P 波与 QRS 波群顺序发生，两者频率一致，P-R 间期正常。①窦性心动过缓：窦性心律，心率<60 次/分。②窦性心动过速：窦性心律，心率>100 次/分。③窦性心律不齐：窦性心律，P-P 间期相差>0.16 秒，或>P-P 间期的 10%，多与呼吸有关。

(2)房室传导阻滞。①一度房室传导阻滞：窦性心律，P-R 间期>0.21 秒。②二度房室传导阻滞：P-P 间期恒定，间歇性出现 QRS 脱漏，规律性或不规律性出现。a.Ⅰ型房室传导阻滞：QRS 脱漏之前出现 P-R 间期逐搏延长，往往伴有 R-R 间期及 R-P 间期进行性缩短。房室传导比例可为 3：2、4：3、5：4。b.Ⅱ型房室传导阻滞：QRS 脱漏之前 P-R 间期固定不变，房室传导比例多为 2：1、3：1，也可能为 3：2、4：3。③三度房室传导阻滞：出现完全性房室分离。若逸搏起搏点位于交接区，QRS 波群时间、形态正常，心室率 45~60 次/分；若逸搏起搏点位于心室，QRS 波群呈宽大畸形，心室率 30~40 次/分。

(3)窦性心律间歇：在 P-P 间期规整或稍不规整情况下，出现 P-P 间期突然延长，在此长 P-P 间期内有时可出现逸搏。

2.房性心律失常

(1)房性期前收缩：提早出现的 P'波，形态与基础心律 P 波不同，其后多继以正常的 QRS 波群，也可能因室内差传而呈宽大畸形。P'波出现过早(多隐藏于其前 T 波之内)，可在交接区受到阻滞而未获得下传。起源于心房上部的房性期前收缩 P 电轴正常，P-R 间期与窦性心搏一致或延长；起源于心房下部的房性期前收缩 P 波呈逆传型,P-R 间期短于窦性心搏,但>0.12 秒。

(2)房内游走性节律点:P 波形态多呈 2 种以上,P-P 间期和 P-R 间期均不一致,心率<100 次/分。

(3)房性心动过速。①自律性房性心动过速:P-P 间期恒定,心房率 160~220 次/分,P 电轴多呈正常,也可能呈逆传型。房室传导多为 1:1,也可能为 2:1 或文氏型房室传导阻滞。②房内折返性心动过速:本型心动过速与自律性房性心动过速不易鉴别。③多源性房性心动过速:P′波形态、电轴多变,至少有 3 种不同形态的 P′波,无一种 P′波占主导地位。P′-P′间期、P′-R 间期和 R-R 间期均不一致,心房率>100 次/分。P′波可能受到阻滞,出现 QRS 脱漏。QRS 波群时间、形态正常,也可能呈室内差传。

(4)心房扑动:P 波消失而代之以 F 波,F 波以负向波为主,呈波浪形或锯齿状,频率 250~350 次/分,在 Ⅱ、Ⅲ、aVF 导联最为明显,在 V₁ 导联往往呈直立型。F 波波形、振幅、间距均呈一致。未经治疗的心房扑动房室传导多为 2:1,治疗后可转为 4:1,有时 2:1 与 4:1 房室传导交替出现,形成室性二联律;也有时房室传导比例不固定,心室律可不规整。对心室率 150 次/分左右的心动过速应注意是否为心房扑动。

(5)心房纤颤:P 波消失而代之以 F 波,F 波频率 400~600 次/分,波形、振幅、间距均不一致。F 波在某些导联可极为纤细,但在 V₁ 导联比较显著,有时可高于 QRS 波群。R-R 间期极不规整,当心室率>160 次/分时,粗看之下,R-R 间期似乎规整,但仔细测量,最大的 R-R 间期相差仍>0.10 秒以上。QRS 波群时间、形态多呈正常,有时由于长-短周期或频率性束支传导阻滞可呈室内差传。心房纤颤伴有心室律规整反映房室分离,若 QRS 时间、形态正常,说明控制心室的起搏点位于交接区;若 QRS 波群呈宽大畸形,说明控制心室的起搏点位于心室。

3.交接性心律失常

(1)交接性期前收缩:提早出现的 QRS 波群,其时间、形态基本正常。有时其前可能出现窦性 P 波,但 P-R 间期<0.12 秒,反映无传导关系;也有时在 QRS 波群前后见到逆传型 P′波。

(2)交接性自主心律:QRS 波群时间、形态正常,R-R 间期规整。可见不到 P 波,或见到窦性 P 波与 QRS 波群无传导关系(房室分离),或在 QRS 波群前后见到逆传型 P′波,此种心律可能为逸搏心律,或为加速的自主心律。前者心室率 45~60 次/分,后者心室率 70~130 次/分。

(3)交接性心动过速:心率 160～220 次/分,QRS 时间、形态正常,P 波呈逆传型。多由于房室结内折返所引起,称为房室结折返性心动过速。绝大多数的房室结折返性心动过速为慢-快型,逆传型 P' 波或埋没于 QRS 波群中而无法辨识,或紧接 QRS 波群之后出现,在 Ⅱ、Ⅲ、aVF 导联类似 S 波,在 V_1 导联类似 r' 波。少数交接性心动过速由于自律性增高所引起,与房室结折返性心动过速不易鉴别。

4.室性心律失常

(1)室性期前收缩:提早出现的 QRS 波群呈宽大畸形,其前无相关的 P 波。室性期前收缩可呈单形性,也可呈多形性,后者多为病理性。室性期前收缩若出现于前一个心搏 T 波之上,称为 R on T 型室性期前收缩。

(2)室性心动过速:3 个或 3 个以上室性期前收缩连续发生,心率 100～300 次/分。通常见不到 P 波,也可能见到窦性 P 波,呈房室分离,偶可见到心室夺获及室性融合波。根据 QRS 波群的时间、电轴及形态大致可确定室性心动过速的诊断。① 单形性室性心动过速:QRS 波群形态一致,心室率 100～200 次/分,心律基本规整,R-R 间期相差<0.03 秒。② 多形性室性心动过速:QRS 波群形态多变,心室率≥250 次/分,心律极不规整,Q-T 间期正常或延长。③尖端扭转型室性心动过速:为多形性室性心动过速的变异型。心动过速反复短阵发作,中间夹杂窦性心搏。基础心律 Q-T 间期延长,出现大 U 波,QRS 波群形态多变,其尖端围绕基线而扭转,QRS 电轴可有 180° 的转向。④分支型室性心动过速:多数病例 QRS 波群呈 RBBB 型合并电轴左偏,少数病例合并电轴右偏,QRS 时间≥0.12 秒,也可<0.12 秒。患者无器质性心脏病。维拉帕米对心动过速有明显疗效。

(3)室性自主心律:QRS 波群宽大畸形,心室律基本规整,常可见到窦性 P 波,呈房室分离,有时可出现室性融合波。若为室性逸搏心律,心室率 30～40 次/分;若为加速的室性自主心律,心室率 60～100 次/分。

(4)心室纤颤:心电图上无明确的 PQRST 波群,而代之以大小、形态和间距均不一致的颤动波,频率 150～500 次/分。颤动波高大者称为粗颤;颤动波细微者称为细颤,粗颤比细颤易于除颤。

(5)心室停搏:心电图上数秒钟到 1 分钟无 QRS 波群出现,偶可见到不规则出现的 P 波。

5.预激综合征

(1)预激综合征的分型。①WPW 综合征:P 波形态、电轴正常,P-R 间期缩短,R 波起始部分出现 δ 波,QRS 时间≥0.11 秒。ST-T 波段与 QRS 波群主波方向相反。②Mahaim 型预激:P 波形态、电轴正常,P-R 间期＞0.12 秒,R 波起始部分可见到 δ 波。QRS 时间≥0.11 秒。③短 P-R、正常 QRS 综合征:P 波形态、电轴正常,P-R 期间＜0.12 秒,QRST 波群正常。

(2)预激综合征并发的心律失常。房室折返性心动过速:由于旁路作为折返环路的逆传支或前传支,故又称为旁路折返性心动过速。①顺向型房室折返性心动过速:旁路作为逆传支,房室结、希-浦系统作为前传支形成的折返性心动过速。QRS 时间、形态正常,P 波多呈逆传型,位于 QRS 波群之后,R-P 间期＞70 毫秒,心率 160～220 次/分,QRS 电交替相对多见。若并发功能性束支传导阻滞,心率可能减慢,反映旁路与阻滞的束支同侧。②逆向型房室折返性心动过速:旁路作为前传支,房室结、希-浦系统作为逆传支形成的折返性心动过速。QRS 波群宽大畸形,比窦性心律时的预激程度更加完全,偶可见到逆传型 P 波位于 QRS 波群之前,P-R 间期极短,心率 160～220 次/分,QRS 电交替相对多见。

(3)预激综合征伴心房颤动:心室率 180～240 次/分,仔细观察仍可看到 F 波,R-R 期间相差＞0.13 秒。QRS 波群呈宽大畸形,形态多变,有时可同时看到宽大畸形 QRS 波群、室内传导正常的 QRS 波群及介乎两者之间的室性融合波。

二、鉴别诊断

(一)室性期前收缩与伴有室内差异传导的房性期前收缩、结性期前收缩

室性期前收缩与伴有室内差异传导的房性期前收缩、结性期前收缩鉴别见表 7-1。

表 7-1 室性期前收缩与伴有室内差异传导的房性期前收缩、结性期前收缩鉴别

	特征	室性期前收缩	房性期前收缩伴有室内差异传导	结性期前收缩伴有室内差异传导
宽大 QRS 波形	P 波形态	无 P 波	位于 QRS 波群之前	可位于 QRS 波群前、中、后
	P-R 间期		＞0.12 秒	＜0.12 秒
	R-P 间期	≥0.20 秒		＜0.20 秒
	1.起始向量方向	一般与窦性不同	V₁多呈右束支阻滞图形	V₁多呈左束支阻滞图形
	2.形态	V₁多呈三位相	V₁多呈右束支阻滞图形	V₁多呈左束支阻滞图形
	3.同导联上 QRS 波形	除多源性外多固定不变	常有改变	常有改变

续表

特征	室性期前收缩	房性期前收缩伴有室内差异传导	结性期前收缩伴有室内差异传导
4.室性融合波	可见	无	无
5.代偿间期	多完全	多不完全	多完全

(二)三度房室传导阻滞与干扰性完全性房室脱节

三度房室传导阻滞与干扰性完全性房室脱节鉴别见表 7-2。

表 7-2　三度房室传导阻滞与干扰性完全性房室脱节鉴别

鉴别点	三度房室传导阻滞	干扰性完全性房室脱节
房率与室率	房率大于室率,室率较慢。一般<60 次/分	室率大于房率,室率较快。一般>60 次/分
QRS 波形态	多宽大畸形	多为室上形态

(三)其余心律失常

其他心律失常鉴别,详见各心律失常心电图表现。

第四节　治　　疗

一、临床常用中药

(一)苦参

苦参能明显对抗乌头碱、结扎左冠状动脉前降支和缺血再灌注诱发的大鼠室性心律失常,也能预防氯仿所致小鼠心室颤动的发生,其作用机制可能与缩短动作电位时间有关。试验结果表明氧化苦参碱可以显著提高冠状动脉粥样硬化性心脏病心律失常患者的心率变异性,对于房性和室性心律失常均有显著疗效。用量:3~10 g,水煎服。

(二)冬虫夏草

冬虫夏草能够减慢心率,对心肌缺血有保护作用,能对抗各种药物所致心律失常。临床主要用于各种期前收缩和快速心律失常。用量:5~10 g,水煎服。

(三)人参

人参皂苷中抗心律失常的活性成分有 Re、Rb、Rh、Rg、Ro 等,这些单体具有钙通道阻滞作用,尤其是人参皂苷 Re 作用最强,具有胺碘酮样作用,但与胺碘酮等Ⅲ类抗心律失常西药相比,却具有作用温和、易于组方调控的优点,且临床一直未发现有肺纤维化、甲状腺功能紊乱等不良反应。人参皂苷 Re 可用于临床触发性室性心律失常的治疗,可拮抗儿茶酚胺类药物对心肌的毒性作用,对血流动力学各指标影响呈剂量依赖性。具有强心、升压、增强心肌收缩、提高心率的作用。用量:5~10 g,文火煎服。

(四)钩藤

钩藤主要作用是抑制异位起搏及窦房结,减慢房内及房室传导,临床可用于快速心律失常。用量:10~15 g,水煎服。

(五)延胡索

左旋回氢巴马汀是从延胡索中提取的一种生物碱,除具有镇痛、镇静、催眠、降压等作用外,还具有抗心律失常作用,既阻滞 Ca^{2+} 内流,也阻滞 K^+ 外流,从而延长心肌有效不应期和动作电位过程。有研究证明左旋回氢巴马汀的抗心房颤动机制与其延长心房和房室有效不应期有关。其对乌头碱诱发大鼠心律失常有明显治疗作用。对室性期前收缩、房性期前收缩、阵发性室上性心动过速均有效。用量:5~10 g,水煎服。

(六)甘松

甘松及其有效成分的抗心律失常作用,主要与其阻滞多种膜离子通道有关,研究显示甘松提取物不仅对氯化钡、氯仿、肾上腺素诱发的心律失常有拮抗作用,还能够延长其离体心房的有效不应期,且影响单个心室肌细胞的膜离子通道,提示其抗心律失常机制可能是通过阻滞钠通道、L-型钙通道、延迟整流钾电流、瞬时外向钾电流等改变动作电位时间而发挥作用。用量:3~6 g,水煎服。

(七)常山

常山能够降低心肌的兴奋性,降低动作电位上升速度,延长不应期。对阵发性室性心动过速、室性期前收缩,疗效较好。用量:5~10 g,水煎服。

(八)附子

附子被誉为"回阳救逆第一品药",主要有 β 肾上腺素能受体兴奋作用。研究证实附子注射液能明显缩短窦房结恢复时间及明显减小射血前期/左室射血时间的比值,能提高和改善窦房结功能与心功能,尤其对阳虚病例的效果显著。附子正丁醇提取物、乙醇提取物及水提物均对氯仿所致小鼠心室纤颤有预防作用,其中尤以水提物作用最为明显。用量:3~15 g,久煎。

(九)黄连

黄连具有心肌的正性肌力和负性频率作用。广泛用于治疗心律失常,尤其是对难治性室性期前收缩、室上性心动过速和室性心律失常。用量:2~10 g,水煎服。

(十)细辛

细辛的主要作用是增强心肌收缩,改善窦房结、房室结的传导,提高心率。临床主要用于治疗窦性心动过缓、病态窦房结综合征。用量:1~3 g,水煎服。

(十一)半夏

半夏具有奎尼丁样抗心律失常作用,用于房性心律失常。用量:10~15 g,水煎服。

二、辨证论治

(一)心气不足证

心悸气短,疲倦乏力,头晕自汗,动则加剧,舌质淡红,舌苔薄白,脉虚无力或兼促、涩或兼结、代。

1.治法

益气复脉。

2.代表方剂

益气复脉汤加减。人参 10 g(另炖),黄芪 25 g,麦冬 15 g,五味子 10 g,炙甘草 12 g,当归 15 g,熟地黄 15 g。

3.加减

若兼有血瘀,症见胸憋闷痛、口唇发绀者,加丹参 15 g、三七末(冲服)3 g 以活血通脉;若兼脾虚,腹胀纳呆者,加木香 12 g(后下)、砂仁 10 g(后下)以行气健脾开胃;嗳气吐酸者加海螵蛸 12 g,法半夏 12 g 以降气抑酸;睡卧不安者加茯苓 15 g,合欢皮 18 g 以和胃安神。

(二)心阳不足证

心悸不安,胸闷气短,面色苍白,畏寒肢冷,乏力气短,舌淡苔白,脉虚微或兼迟缓,或兼涩、结、代。

1.治法

温阳复脉。

2.代表方剂

温阳通脉汤。熟附子 15 g(先煎),干姜 10 g,淫羊藿 15 g,冬虫夏草 5 g,甘松 15 g,炙甘草 12 g,每日 1 剂,水煎服。

3.加减

若兼心气不足、气短乏力者加人参 10 g（另炖）、黄芪 25 g 以补益心气；若兼血瘀心脉，心胸翳痛者，加降香 12 g、当归 12 g、川芎 12 g 以通心脉；若兼痰阻心脉，心胸翳痛，加瓜蒌皮 15 g、薤白 15 g、法半夏 15 g、石菖蒲 12 g 豁痰开窍以通心脉；若兼阳虚水泛，肢体水肿者，加茯苓皮 30 g、猪苓 15 g、泽泻 15 g、桂枝 12 g 以温阳利水消肿。

（三）心阳虚脱证

心悸气短，四肢厥冷，冷汗淋漓，面色苍白，表情淡漠，脉疾数微弱欲绝或疾数怪乱或促涩无力。

1.治法

回阳固脱复脉。

2.代表方剂

复脉汤。人参 20 g（另炖），熟附子 15 g（先煎），干姜 10 g，肉桂 3 g（焗服），黄芪 30 g，麦冬 15 g，五味子 10 g，煅龙骨 30 g（先煎），煅牡蛎 30 g（先煎），炙甘草 30 g。

3.加减

若兼有阴伤证舌红少苔者，人参改为西洋参并加麦冬 15 g 以养阴生津；兼见痰浊阻滞，心胸闷痛，舌苔浊腻者加石菖蒲 12 g、法半夏 15 g、佛手 12 g 以理气豁痰。心阳虚脱证是本病的急重病证，紧急之时，首先用参附芪注射液 20 mL 加 5％葡萄糖生理盐水 20 mL 静脉注射，继而用该注射液 40 mL 加于 5％葡萄糖注射液 250 mL 中静脉滴注，之后再服汤药。

（四）心血不足证

心悸眩晕，乏力肢麻，面色无华，唇色淡白，舌质淡红，脉细或结代。

1.治法

养血复脉。

2.代表方剂

养血复脉汤加减。当归 12 g，熟地黄 15 g，阿胶 10 g（烊化），党参 20 g，黄芪 20 g，远志 10 g，柏子仁 10 g，酸枣仁 15 g，木香 10 g（后下），炙甘草 12 g。每日 1 剂，水煎服。

3.加减

若兼有阴虚潮热、盗汗、心烦口干者，则采用西洋参去当归，熟地黄改地黄，并加麦冬 15 g、五味子 6 g 以滋养心阴；兼心虚胆怯、善惊易恐者，加生龙齿 30 g

（先煎）、珍珠末 0.3 g（冲服）以养心安神。

（五）心脉瘀阻证

心悸不安，胸闷不舒，心前区刺痛，入夜尤甚，或见唇甲青紫，舌质紫黯或瘀斑、瘀点，脉涩或结代。

1.治法

活血复脉。

2.代表方剂

活血复脉汤。桃仁 10 g，红花 10 g，赤芍 12 g，地黄 18 g，香附 12 g，丹参 20 g，当归 12 g，延胡索 12 g，三七末 3 g（冲服），青皮 12 g，甘草 9 g。每日 1 剂，水煎服。

3.加减

若兼气虚、心悸乏力者，可去香附、青皮，加党参、黄芪各 20 g 以益气养心；兼阳虚胸闷气短、畏寒肢冷者，去青皮、地黄、红花，加淫羊藿 15 g、熟附子 12 g（先煎）、肉桂 3 g（煽服）以温心通阳。

（六）痰扰心脉证

心悸胸闷，眩晕恶心，头重身倦，痰多咳嗽，舌苔浊腻，脉弦滑或涩、结代。

1.治法

涤痰复脉。

2.代表方剂

涤痰复脉汤加减。法半夏 15 g，陈皮 10 g，佛手 12 g，胆南星 12 g，党参18 g，茯苓 15 g，石菖蒲 12 g，甘草 6 g。每日 1 剂，水煎服。

3.加减

若气虚者，去枳实、竹茹，加党参、黄芪各 18 g 以益气豁痰；痰浊蕴久化热而见心悸失眠，胸闷烦躁，口干口苦者，加黄连 9 g、竹茹 12 g、枳实 12 g 以清热豁痰。

（七）阴虚火旺证

心悸不宁，心烦易怒，失眠多梦，或有低热，或五心烦热，口舌干燥，小便黄短，大便干结，舌红少津，脉细数或促涩。

1.治法

清心复脉。

2.代表方剂

清心复脉汤。珍珠末 0.3 g（冲），地黄 18 g，酸枣仁 18 g，当归 6 g，麦冬 15 g，柏子仁 12 g,莲子心 2 g,苦参 12 g,龙齿 30 g(先煎),甘草 6 g。每日 1 剂,水煎服。

3.加减

若心气虚弱,心悸气短,疲倦乏力者,加西洋参 10 g 或太子参 25 g;若心火炽盛,低热口苦者,去当归,加黄连 9 g。

(八)气阴两虚证

气短乏力,心悸怔忡,虚烦多梦,或自汗盗汗,或五心发热,舌淡苔薄白,脉虚数或促涩、结代。

1.治法

益气养阴复脉。

2.代表方剂

生脉散。西洋参 10 g(另炖),麦冬 15 g,五味子 10 g。若无西洋参改太子参 25 g。每日 1 剂,水煎服。

3.加减

若气虚偏甚,气短乏力较甚者,加黄芪 20 g 以益气补心;若阴虚而有低热者加天冬 15 g、干地黄 18 g、黄连 6 g、莲子心 2 g、苦参 10 g 以养心清热宁心;若心烦失眠明显者加酸枣仁 20 g、柏子仁 12 g 以安神助眠;若肾阴不足,症见腰酸膝软,目眩耳鸣者,加冬虫夏草 5 g、龟甲 20 g(先煎)、鳖甲 20 g(先煎)以滋肾养心;若兼心脉瘀阻,胸闷刺痛,舌有瘀点者,加丹参 15 g、三七末 3 g(冲服)以活血通脉。

(九)心神不宁证

心悸怔忡,善恐易惊,稍受惊吓则坐立不安,失眠多梦,梦中容易惊醒,舌淡苔白,脉虚数或时有结、涩。

1.治法

养心安神,镇惊定悸。

2.代表方剂

安神复脉汤。磁石 30 g(先煎),龙齿 30 g(先煎),琥珀末 1.5 g(冲服),茯神 15 g,石菖蒲 12 g,人参 6 g(另炖),远志 10 g,柏子仁 12 g,炙甘草 12 g,麦冬 15 g 每日 1 剂,水煎服。

3.加减

方中通常可用东北红参或高丽参,冬天寒冷季节或不能耐受红参者则改用西洋参。若无人参则用党参 20 g 替代。若有自汗、盗汗者,可加黄芪 25 g、煅牡蛎 30 g 以益气敛汗；胃肠不适便溏者去磁石、远志、柏子仁，加益智仁 12 g、藿香 15 g 以行气健脾。

三、外治法

(一)针灸

1.体针一

(1)常用主穴：心俞、内关、厥阴俞、神门。

(2)常用配穴：期前收缩加三阴交；心动过速加足三里；心动过缓加素髎；心房颤动加膻中、曲池。

(3)手法：主穴每次一组，据症加取配穴。患者取卧位，背俞穴应在穴之外方 2 分处呈 45°进针，斜刺向脊柱，深 1～1.5 寸，得气后，提插捻转，使针感向前胸放射，以补法或平补平泻法刺激 3～5 分钟起针；四肢及胸部穴位，深刺，予以中强度刺激，平补平泻，留针 20 分钟，隔 5 分钟运针 1 次。如为心动过缓，留针 5～10 分钟。每日 1～2 次。

2.体针二

(1)常用主穴：鱼腰、内关、迎香。

(2)手法：患者静卧，接心电监护仪。上述三组穴位任选一组，均取双侧。迎香穴用 2 寸针向外下沿鼻唇沟斜刺 1.5 寸，提插捻转数次，以后每隔 2 分钟提插捻转数次。内关穴快速进针，给予中强度刺激。上述 2 组留针 20 分钟。鱼腰穴用 1.5 寸针平刺入皮下 0.5 寸，得气后留针 3 分钟，中间行针 1 次，予中度刺激。如无效则改用药物治疗。

3.耳针

(1)常用主穴：内分泌、心、交感、神门。

(2)常用配穴：皮质下、小肠、肾。心动过速加耳中；心房颤动加心脏点(心脏点位置：屏上切迹微前凹陷后下缘)。

(3)手法：一般心律失常均取主穴 3～4 个，酌加 1～2 个配穴。中强度刺激，留针 1 小时。如为阵发性心动过速，取耳中为主穴，配主穴 2～3 个，留针 0.5～1.0 小时；心房颤动取心脏点为主穴，加 2～3 个配穴，留针 30 分钟，手法应轻，以防晕针。留针期间，均宜行针 2～3 次。每日治疗 1 次，重者可每日治疗 2 次。

4.耳穴压丸

(1)常用主穴：心、小肠、口、神门、三焦。

(2)手法：每次取 3～4 穴，先用耳部信息探测仪，在所选耳穴区探及阳性反应点，然后在 7 mm×7 mm 之伤湿止痛膏中央放一粒王不留行药籽，贴于耳穴上,按压 5 分钟,使耳部发热。每日按压 3～4 次,3～4 日换贴 1 次。

5.电针

(1)常用主穴:内关、间使、郄门、三阴交。

(2)常用配穴:足三里、心俞、膻中、肾俞。

(3)手法:主穴交替选用,每次取 2 个穴位,效果不显著者加取配穴。进针得气后,接通电针仪,连续波,频率为每分钟 120 次,强度以患者能耐受为度,通电 15～30 分钟。每日 1～2 次。

(二)按摩

1.常用穴位

取心俞、膈俞、至阳穴、左神藏穴、灵墟穴。

2.治法

采用点、按、揉等手法,在上述穴位上进行刺激,手法由轻至重,每日 1 次,每次 15 分钟,10 次为 1 个疗程,治疗缓慢性心律失常;医师以拇指指端顺时针按压左神藏穴或灵墟穴,治疗阵发性、室上性心动过速。

(三)拔罐

1.常用穴位

心俞、厥阴俞、肺俞、脾俞。

2.手法

每次取 1～2 穴,交替使用。用中号口径的玻璃火罐,在穴位吸至皮肤潮红为度。每日或隔日拔罐 1 次,5～7 次为 1 个疗程。适用于心脾两虚型心律失常。

(四)推拿

1.头面部

(1)常用穴位:印堂、风池、百会、眉弓。

(2)主要手法:推法、揉法、按法。

(3)手法:推印堂、眉弓 5～10 遍。自上而下推桥弓,先推左侧,再推右侧,每侧约 1 分钟,然后按揉百会、风池 2～3 分钟。同时测脉搏,以脉搏 90 次/分以下为度。

2.胸背部

(1)常用穴位:心俞、肺俞、膈俞、膻中、中府、云门。

(2)主要手法:揉法、摩法、一指禅推法。

(3)手法:一指禅推法推心俞、肺俞、膈俞,揉膻中,摩中府、中门,操作时间约 10 分钟。

3.上肢部

(1)常用穴位:内关、神门。

(2)主要手法:按法、揉法、拿法。

(3)操作方法:按揉双内关、神门,拿双上肢。操作时间约6分钟。

第五节 病 案 精 选

病案一 **肝郁气结,痰湿阻滞证**

张××,女,36岁。初诊。

主诉:阵发性心慌3～4年。

病史:既往有阵发性心动过速3～4年。自诉开始发病时1个月发作仅1～2次,其后逐渐频繁,现在平均1日发作1～2次,每次少则几秒钟,多则1分钟。西药治疗2年多无效,继又配合中药养心安神,疏肝泻火等治疗1年多仍不效。

现主症:心慌呈阵发性,每次发病,先感脘腹悸动,继而热气上冲,冲至胸则胸满心悸不已,冲至咽喉则发憋而呼吸困难,冲至头则头胀头痛,烦乱不安,继而全身汗出,汗出之后,心悸,胸满,呼吸困难消失。即使不发作,也经常感到头晕头痛,烦躁易怒,口苦咽干,白带多或阴痒,舌苔黄白,脉弦紧而涩。

诊断:心悸(肝郁气结,痰湿阻滞)。

治法:疏肝解郁,温阳化饮。

处方:柴胡加龙骨牡蛎汤加减。柴胡10 g,半夏10 g,黄芩10 g,党参10 g,甘草10 g,生姜3片,大枣5个,桂枝12 g,茯苓15 g,熟大黄3 g,白术10 g,龙骨15 g,牡蛎15 g,7剂。水煎服。

二诊:诸证消减近半,嘱其原方继服10剂。因未再来诊,电话随访述诸证消失,心电图检查未见异常。

按语

此患者综合脉证,乃肝郁气结,痰湿阻滞,上热下寒,水气上冲之证,若单用疏肝化痰泻火之剂则下寒不温,故选用柴胡加龙骨牡蛎汤。且本方含苓桂术甘汤,苓桂甘枣、茯苓甘草汤意,故治之得效也。

病案二　阳虚气郁,逆气上冲证

贺××,男,63 岁。初诊。

主诉:胸满心悸 1 年多。

病史:既往确诊冠状动脉硬化性心脏病、心房颤动 2 年余。曾先后服用酒石酸美托洛尔、胺碘酮等药物治疗半年多无效,后又以中药活血逐瘀、复脉、补气养血、宽胸通阳等法治疗 7 个多月无效。

现主症:胸满心悸,时时逆气上冲,冲则心悸惊恐更甚,且时时汗出,脘腹悸动,舌苔白,脉弦细涩时见结促而紧。

诊断:心悸(阳虚气郁,逆气上冲)。

治法:理气通阳降冲。

处方:四磨汤。人参 10 g,乌药 10 g,焦槟榔 10 g,沉香 10 g,7 剂。水煎服。

二诊:服药后自觉逆气上冲,心悸胸满俱大减,遂加肉桂 4 g,嘱其继服 10 剂,电话随访,症状俱消。

按语

严氏治七情气逆之四磨汤为何能治冠状动脉粥样硬化性心脏病、心房颤动?此患者细审其证,综合脉证,可见:脉沉弦细涩者,阳虚水饮上冲也。结促而紧者,亦寒甚阳气不足也。且脉见沉,沉者郁也。中医治病在辨证论治,逆气上冲,冲则心悸汗出乃中医所述之郁证、奔豚也。郁证者,自然当予理气,故予四磨汤治之。

第八章

心 肌 梗 死

第一节 概 述

一、定义

心肌梗死是在冠状动脉病变的基础上,冠状动脉血供急剧减少或中断,使相应的心肌严重而持久地急性缺血导致心肌坏死。急性心肌梗死临床表现有持久的胸骨后剧烈疼痛、发热、白细胞计数、血清心肌坏死标志物增高及心电图进行性改变;可发生心律失常、休克、心力衰竭,属急性冠脉综合征的严重类型。

绝大多数急性心肌梗死患者冠状动脉内可见在粥样斑块的基础上有血栓形成,使管腔闭塞,但是梗死的发生与原来冠状动脉受粥样硬化病变累及的支数及其所造成管腔狭窄程度之间未必成平行关系。

冠状动脉闭塞后 20~30 分钟,受其供血的心肌即有少数坏死,开始了急性心肌梗死的病理过程。1~2 小时绝大部分心肌呈凝固性坏死,心肌间质充血、水肿,伴多量炎症细胞浸润。2 小时以上或更长时间,坏死的心肌纤维逐渐溶解,形成肌溶灶,随后渐有肉芽组织形成。大块的梗死累及心室壁的全层或大部分者常见,心电图上相继出现 ST 段抬高、T 波倒置、Q 波,称为 Q 波性心肌梗死,或称为透壁性心肌梗死,是临床上常见的典型心肌梗死。它可波及心包引起心包炎症;波及心内膜诱致心室腔内附壁血栓形成。当冠状动脉闭塞不完全或自行再通形成小范围心肌梗死呈灶性分布,急性期心电图上仍有 ST 段抬高,但不出现 Q 波者,称为非 Q 波性心肌梗死,较少见。血栓坏死仅累及心室壁的内层,不到心室壁厚度的一半伴有 ST 段压低或 T 波变化,血清心肌坏死标志物增高者过去称为心内膜下心肌梗死,现已归类为非 ST 段抬高性心肌梗死。

在心腔内压力的作用下,坏死心壁向外膨出,可产生心脏破裂(心室游离壁破裂、心室间隔穿孔、乳头肌断裂)或逐渐形成心室壁瘤。坏死组织 1 周后开始吸收,并逐渐纤维化,在 6～8 周形成瘢痕愈合,称为陈旧性或愈合性心肌梗死。

左心室舒张和收缩功能障碍的发生,其严重程度和持续时间取决于梗死的部位、程度和范围。急性大面积心肌梗死者,可发生泵衰竭、心源性休克、急性肺水肿。右心室梗死在心肌梗死患者中少见,其主要病理生理改变是急性右心衰竭的血流动力学变化,右心房压力增高,高于左心室舒张末期压,心排血量减低,血压下降。

心室重塑作为心肌梗死的后续改变,表现为左心室体积增大、形状改变及梗死节段心肌变薄和非梗死节段心肌增厚,在心肌梗死急性期后的治疗中要注意对心室重塑的干预。

二、分类

(一)按病因分类
冠状动脉粥样硬化性心脏病,非冠状动脉粥样硬化性心脏病。

(二)按病程及病变性质分类
急性心肌梗死,陈旧性心肌梗死,复发性心肌梗死。

(三)按病灶解剖部位分类
心房(左心房、右心房)心肌梗死,心室(左心室、右心室)心肌梗死。

(四)按病灶分布部位分类
前壁心肌梗死,侧壁心肌梗死,膈面心肌梗死,室间隔心肌梗死,乳头肌梗死。

(五)按病灶范围分类
透壁性心肌梗死,非透壁性心肌梗死,心内膜下心肌梗死,小灶性心肌梗死。

(六)按临床或心电图表现分类
无痛性心肌梗死,无 Q 波性心肌梗死。

(七)其他分类
不完全性心肌梗死,溶栓后心肌梗死,心肌梗死扩展、伸展的心肌梗死。

三、分型

(一)1 型心肌梗死
1 型心肌梗死即自发性心肌梗死,由原发性冠状动脉事件如粥样斑块破裂、溃疡、侵蚀和/或破裂、裂隙、夹层导致一个或多个冠状动脉内血栓形成。

(二)2型心肌梗死

2型心肌梗死即继发性心肌缺血性心肌梗死,主要由心肌氧供减少或氧耗增加(如冠状动脉痉挛、冠状动脉栓塞、缓慢或快速心律失常、低血压等)而非冠状动脉本身疾病引起。

(三)3型心肌梗死

3型心肌梗死即猝死性心肌梗死,此型患者有前驱心脏不适症状和心电图改变,但死亡发生在心脏生物标志物升高前,或没有采集到心脏生物标志物。

(四)4型心肌梗死

(1)4a型:心肌梗死即经皮冠状动脉介入治疗相关性心肌梗死,存在支持诊断的阳性症状、心电图改变、血管造影结果和区域变化成像,心肌肌钙蛋白较99%正常值上限升高需达5倍,如果基线值原本已升高,心肌肌钙蛋白再升高20%并稳定且有下降趋势,也具有诊断价值。

(2)4b型:心肌梗死即支架内血栓相关性心肌梗死,通过冠状动脉造影或尸检可检出与支架内血栓形成,心肌肌钙蛋白升高超过99%正常值上限1倍。

(五)5型心肌梗死

5型心肌梗死即冠状动脉旁路移植术相关性心肌梗死,心肌肌钙蛋白升高超过99%正常值上限的10倍,还应具备以下标准之一:①新发病理性Q波或新发完全性左束支传导阻滞。②冠状动脉造影显示新的移植血管或原冠状动脉闭塞。③影像学证实新发的存活心肌丢失或室壁运动异常。

四、中医对心肌梗死的认识

本病属中医"真心痛"的范围,其并发症属"心悸""喘证""厥脱"等范围。中医中虽无心肌梗死的病名,但对其临床表现早有记载。我国最早的古典医学文献《黄帝内经》中已有生动的描述。如《素问·脏气法时论》中提到"心病者,均中痛,胁支满,胁下痛,膺背肩胛间痛,两臂内痛",颇类似于冠状动脉粥样硬化性心脏病心绞痛的症状及放射部位表现。又如《灵枢·厥病篇》中记载有"真心痛,手足青至节,心痛甚,旦发夕死,夕发旦死",颇类似于急性心肌梗死时循环衰竭表现及恶劣的预后。汉朝末年,张仲景有进一步描述,在《金匮要略》中提到"胸痹之病,喘息咳嗽,胸背痛,短气……"以及"心痛彻背,背痛彻心……""心中痞,诸逆,心悬痛……"至宋朝时,《圣济总录》中提及"包络之痛,痛于两乳中,鸠尾之间,即膻中也。"清朝时,医家林佩琴在《类证治裁》一书中叙述"心当岐骨陷处,居胸膈下,胃脘上……若真心痛,经言,旦发夕死,夕发旦死,无声,面青气冷,手足青至节,急温散其寒,亦死中求活也。"

中医对冠状动脉粥样硬化性心脏病发生心肌梗死的病因、病理的认识归结起来,一般是"气滞血瘀"。正如《素问·痹论》所述:"心痹者,脉不通"。正常人的血液在脉管中运行,主要靠心脏的正常功能来维持,即为"心气"。若心气不足或心气郁结,则脉管中血行受阻,循环不畅。气滞则血瘀,气结则血凝,"不通则痛",从而发生了"心痛"的症候。

五、中医治疗心肌梗死的优势

目前急性心肌梗死仍然以西医治疗为主流方式,急性期静脉溶栓与冠脉介入、支架植入等方法都确切有效,可以挽救患者生命。但不可否认的是,中医治疗可多靶点、多途径降低急性心肌梗死后心肌损伤,改善心功能,减轻患者症状,为患者的高生活质量提供保障。中医与西医在心肌梗死不同阶段有不同优势。

中药在心肌梗死治疗中也发挥重要作用,如心肌梗死发作时,舌下含服速效救心丸可以减轻患者胸痛症状。心肌梗死需要冠脉造影之前如果口服中成药,比如,服用通心络胶囊,可以明显改善梗死心肌无复流和慢血流,缩小心肌梗死面积。中药在心肌梗死后期或恢复期优势更为明显,配合中药治疗可以改善心肌梗死后心力衰竭患者临床症状,提升心功能。若西药治疗效果不佳,配合中药则可以有效缓解心肌梗死后顽固性心绞痛症状,并改善患者生活质量。某些通络中药还可以促进心肌梗死后心肌血管侧支循环尽早建立,改善心肌微循环,对患者预后有很大帮助。

第二节 病因、病机

一、病因

(一)年老体衰,气血不足

年老体衰或久病之后脾胃虚弱,气血乏生化之源,易致心脏气血不足,发展为心脾两虚。心气不足,鼓动不力,易致气滞血瘀。脾失健运,聚湿成痰,痰浊之邪上犯心胸,阻遏心阳,胸阳失展,气机不畅,心脉闭阻。

(二)心肾阳虚,阴寒痰饮

阳气虚衰,不能鼓舞心阳,心阳不振,血脉失于温养,痹阻不通,发为心痛;心肾阳虚之时,阴寒痰饮之邪乘于阳位,阻滞心脉,遂致心痛。此乃汉·张仲景之

"阳微阴弦",是本病的主要病机之一。

(三)过食肥甘,损伤脾胃

过食肥甘之品,日久易损脾胃,健运失司,饮食不能化生气血,聚湿成痰,痰阻于内,气机不畅,心脉痹阻,故发心痛。

(四)寒邪侵袭,胸阳失展

寒邪入侵,寒主收引,抑遏阳气,易致胸阳失展。诸阳受气于胸中,心阳不振,复感寒邪,以致阴寒盛于内,阳气失展,寒凝心脉,营血运行失常,发为本病。寒为阴邪,本已心阳不振,感寒则阴寒更盛,易作心痛。

(五)七情内伤,气滞心胸

七情内伤,情志抑郁,气滞上焦,胸阳失展,血脉不和,故而胸痛、善太息。忧思恼怒,心肝之气郁滞,血脉运行不畅故而心痛。正如《灵枢·口问》所言"忧思则心系急,心系急则气道约,约则不利"。

(六)心病久延

由于先天禀赋不足;或因外邪侵袭,内舍于心;或因情志失调、饮食不节等因素,直接犯心,或间接由他脏得病而犯心,使心之气血亏虚、阴阳失调而致心病。如心痹、胸痹心痛,或眩晕、咳喘等证日久,使心气血阴阳受损。心为君主之官,心病则五脏六腑皆摇,致五脏衰败,出现心力衰竭之症。心主血脉,主神志,心病则血脉不通,心悸怔忡;心病及肺,因肺脉瘀阻,气道窒塞,或因肺气虚弱,则现咳逆气喘,咳痰咯血;心病及脾,脾阳不振,水湿泛溃,则肢体水肿,纳呆腹胀,乏力倦怠;心病及肝,肝失疏泄,气滞血瘀,可见胁下积,唇青甲紫,青筋显露;心病及肾,肾阳势微,水饮内停,外溢肌肤为肿,上凌心肺则致心悸、喘咳、不得卧。

(七)劳倦、妊娠、分娩

劳倦伤心脾,气血不足则心悸,动则气促;耗气伤阴,肾不纳气则短气喘促。妊娠、分娩,耗血动气,损伤阴阳,均可诱发本病。

二、病机

本病基本病机为心脉痹阻,心失所养。病位在心,与肝、脾、肾相关。发病基础是本虚,发病条件是标实。本虚主要表现为气血、阴阳的亏虚。标实主要为气滞、血瘀、痰浊、寒凝阻滞心之脉络。在本病的发展过程中,往往很快便出现脏腑亏损的表现,特别是以心的阴阳不足为多见;若正不胜邪,还可以出现心阳欲脱,心阴欲竭的危象。临证时,应辨别疼痛性质,刺痛多由血瘀或痰瘀互结所致;灼痛多由阴虚或痰火所致;绞痛多由阳虚阴寒凝滞心脉所致。闷痛伴胸胁痛,喜太息者属气滞;伴多痰,阴天易发多属痰浊;兼气短心慌者属正气不足。同时还应辨气血阴阳之虚。根据急则治其标的原则，治疗应温经散寒，益气活血化瘀，理气宽胸豁痰为主。解除疼痛，避免发生阴阳离决的危证。

第三节　诊断与鉴别诊断

一、诊断

(一)临床表现

1.先兆

部分患者在发病前数日有乏力，胸部不适，活动时心悸、气急、烦躁、心绞痛等前驱症状，其中以新发生心绞痛(初发型心绞痛)或原有心绞痛加重(恶化型心绞痛)为最突出。心绞痛发作较以往频繁、程度较剧、持续较久、硝酸甘油疗效差、诱发因素不明显。同时心电图示 ST 段一过性明显抬高(变异型心绞痛)或压低，T 波倒置或增高("假性正常化")，即前述不稳定型心绞痛情况，如及时住院处理，可使部分患者避免发生心肌梗死。

2.症状

(1)疼痛：是最先出现的症状，多发生于清晨，疼痛部位和性质与心绞痛相同，但诱因多不明显，且常发生于安静时，程度较重，持续时间较长，可达数小时或更长，休息和含用硝酸甘油片多不能缓解。患者常烦躁不安，出汗，恐惧，胸闷或有濒死感。少数患者无疼痛，一开始即表现为休克或急性心力衰竭。部分患者疼痛位于上腹部，被误认为胃穿孔、急性胰腺炎等急腹症；部分患者疼痛放射至下颌、颈部、背部上方，被误认为骨关节痛。

(2)全身症状：有发热、心动过速、白细胞计数增高和红细胞沉降率增快等，由坏死物质被吸收所引起。一般在疼痛发生后 24～48 小时出现，疼痛程度与梗死范围常成正相关，体温一般在 37 ℃左右，很少达到 39 ℃，持续约 1 周。

(3)胃肠道症状：疼痛剧烈时常伴有频繁的恶心、呕吐和上腹胀痛，与迷走神经受坏死心肌刺激和心排血量降低组织灌注不足等有关。

(4)心律失常：见于 75%～95% 的患者，多发生在起病 1～2 天，而以 24 小时内最多见，可伴乏力、头晕、昏厥等症状。各种心律失常中以室性心律失常最多，尤其是室性期前收缩，如室性期前收缩频发(每分钟 5 次以上)，成对出现或呈短阵室性心动过速,多源性或落在前一心搏的易损期时(R 在 T 波上),常为心室纤颤的先兆。心室纤颤是急性心肌梗死早期,特别是入院前的主要死因。房室传导阻滞和束支传导阻滞也较多见,室上性心律失常则较少,多发生在心力衰竭者中。前壁心肌梗死如发生房室传导阻滞,则表明梗死范围广泛,情况严重。

(5)低血压和休克:疼痛期血压下降常见,未必是休克。如疼痛缓解而收缩压仍<80 mmHg,有烦躁不安,面色苍白,皮肤湿冷,脉细而快,大汗淋漓,尿量减少(<20 mL/h),神志迟钝,甚至昏厥者,则为休克表现。休克多在起病后数小时至数日内发生,见于约 20%的患者,主要是心源性,为心肌广泛(40%以上)坏死,心排血量急剧下降所致,神经反射引起的周围血管扩张属次要,有些患者尚有血容量不足的因素参与。

(6)心力衰竭:心力衰竭主要是急性左心衰竭,可在起病最初几天内发生,或在疼痛、休克好转阶段出现,为梗死后心脏舒缩力显著减弱或不协调所致,发生率为 32%~48%。患者可出现呼吸困难、咳嗽、发绀、烦躁等症状,严重者可发生肺水肿,随后可有颈静脉怒张、肝大、水肿等右心衰竭表现。右心室心肌梗死可一开始即出现右心衰竭表现,伴血压下降。

3.体征

(1)心脏体征:急性心肌梗死时心脏体征可在正常范围内,体征异常者大多数无特征性。心脏浊音界可轻度至中度增大,心率可增快,心尖区第一心音减弱,可出现第三、四心音或房性、室性奔马律,可有各种心律失常。

(2)血压:早期偶有血压增高,大部分患者都有血压下降,发病前血压增高者,血压可降至正常以下,且可能不再恢复到起病前水平。

(二)实验室及其他检查

1.心电图检查

心肌梗死典型的心电图有特征性改变,呈动态演变过程,对心肌梗死的诊断、定位、估计病情演变和预后都有帮助。

(1)特征性改变。①ST 段抬高性心肌梗死:a.ST 段抬高,呈弓背向上型,在面向坏死区周围心肌损伤区的导联上出现。b.宽而深的 Q 波(病理性 Q 波),在面向透壁心肌坏死区的导联上出现。c.T 波倒置,在面向损伤区周围心肌缺血区的导联上出现。在背向心肌梗死区的导联则出现相反的改变,即 R 波增高、ST 段压低和 T 波直立并增高。②非 ST 段抬高性心肌梗死:a.无病理性 Q 波,有普遍性 ST 段压低≥0.1 mV,但 aVR 导联(有时还有 V$_1$导联)ST 段抬高,或有对称性 T 波倒置为心内膜下心肌梗死所致。b.无病理性 Q 波,也无 ST 段变化,仅有 T 波倒置改变。

(2)心电图动态性改变。①ST 段抬高性心肌梗死：a.起病数小时内，可尚无异常或出现异常高大不对称的 T 波，为超急性期改变。b.数小时后，ST 段明显抬高，弓背向上，与直立的 T 波连接，形成单相曲线。数小时至 2 日内出现病理性 Q 波，同时 R 波减低，是为急性期改变，Q 波在 3～4 天内稳定不变，以后 70%～80%永久存在。c.在早期如不进行治疗干预，ST 段抬高持续数日至 2 周，逐渐回到基线水平，T 波则变为平坦或倒置，是为亚急性期改变。d.数周至数月后，T 波呈 V 形倒置，对称，波谷尖锐，是为慢性期改变。T 波倒置可永久存在，也可在数月至数年内逐渐恢复。②非 ST 抬高性心肌梗死：上述的类型 a 先是 ST 段普遍压低(除 aVR，有时 V_1 导联外)，继而 T 波倒置加深呈对称型。ST 段和 T 波的改变持续数日或数周后恢复。类型 b T 波改变在 1～6 个月内恢复。

(3)定位诊断：心电图上心肌梗死部位的诊断一般主要根据坏死型图形(异常 Q 波或 QS 波)出现于哪些导联而作出定位判断。发生心肌梗死的部位多与冠状动脉分支的供血区域相关，因此，心电图的定位基本上与病理一致。前间壁梗死时，V_1～V_3 导联出现异常 QS 波或 Q 波；前壁心肌梗死时，异常 Q 波主要出现在 V_3、V_4(V_5)导联；侧壁心肌梗死时，在 Ⅰ、aVL、V_5、V_6 导联出现异常 Q 波；如异常 Q 波仅出现在 V_5、V_6 导联，称为前侧壁心肌梗死，如异常 Q 波仅出现在 Ⅰ、aVL 导联，称为高侧壁心肌梗死；下壁心肌梗死时，在 Ⅱ、Ⅲ、aVF 导联出现异常 Q 波或 QS 波；后壁心肌梗死时，V_7、V_8、V_9 导联记录到异常 Q 波或 QS 波，而与正后壁导联相对应的 V_1、V_2 导联出现 R 波增高、S-T 段压低及 T 波增高。如果大部分胸导联或所有胸导联(V_1～V_6)都出现异常 Q 波或 QS 波，则称为广泛前壁心肌梗死。

2.超声心电图检查

二维和 M 型超声心动图也有助于了解心室壁的运动和左心室功能，诊断室壁瘤和乳头肌功能失调等。

3.放射性核素检查

目前多用单光子发射计算机断层显像来检查，新的方法正电子发射计算机断层成像可观察心肌的代谢变化，用以判断心肌的死活可能效果更好。

4.心肌坏死标志物检测

心肌坏死标志物增高水平与心肌梗死范围及预后明显相关。

(1)肌红蛋白起病后 2 小时内升高，12 小时内达高峰，24～48 小时内恢复正常。

（2）肌钙蛋白Ⅰ或肌钙蛋白 T 起病 3～4 小时后升高,肌钙蛋白Ⅰ于 11～24 小时达高峰,7～10 天降至正常。肌钙蛋白 T 于 24～48 小时达高峰,10～14 天降至正常。这些心肌结构蛋白含量的增高是诊断心肌梗死的敏感指标。

（3）肌酸激酶同工酶升高,在起病后 4 小时内增高,16～24 小时达高峰,3～4 天恢复正常,其增高的程度能较准确地反映梗死的范围,其高峰出现时间是否提前有助于判断溶栓治疗是否成功。对心肌坏死标志物的测定应进行综合评价,如肌红蛋白在急性心肌梗死后出现最早,也十分敏感,但特异性不很强;肌钙蛋白Ⅰ和肌钙蛋白 T 出现稍延迟,而特异性很高,在症状出现后 6 小时内测定为阴性,则 6 小时后应再复查,其缺点是持续时间可长达 10～14 天,对在此期间出现胸痛,判断是否有新的梗死不利。肌酸激酶同工酶虽不如肌钙蛋白Ⅰ和肌钙蛋白 T 敏感,但对早期（<4 小时）急性心肌梗死的诊断有较重要价值。

此外,虽肌酸激酶、天门冬酸氨基转移酶和乳酸脱氢酶,其特异性及敏感性不强,但仍有参考价值。

二、鉴别诊断

(一)心绞痛

冠状动脉粥样硬化性心脏病心绞痛疼痛性质与心肌梗死相似,但发作较频繁,每次发作历时短,一般不超过 15 分钟,发作前常有诱发因素。不伴有发热、白细胞计数增加、红细胞沉降率增快或血清心肌酶增高,心电图无变化或有 ST 段压低、抬高。中老年糖尿病、脑血管病、肺心病、甲亢性心脏病、麻醉术后患者,突然出现严重心律失常、心力衰竭、血压下降、晕厥、抽搐等表现,虽然没有典型心绞痛症状,亦应想到急性心肌梗死的可能,应行必要的检查以助确诊。

(二)急性心包炎

急性心包炎有胸闷、胸痛、咳嗽、发热和呼吸困难的病史,但疼痛于深吸气时加重,可有心包摩擦音,不伴休克。心电图除 aVR 导联外,多数导联有 ST 呈弓背向下的抬高,无异常 Q 波。血清酶无明显升高。X 线及心脏超声检查对诊断有一定帮助。

(三)急性肺动脉栓塞

急性肺动脉大块栓塞时,常引起胸痛、气急、休克,但有右心负荷急剧增加的表现。右心室增大、肺动脉瓣区第二心音亢进、三尖瓣区出现收缩期杂音,以及发热和白细胞计数增加。心电图示电轴右偏,Ⅰ导联出现 S 波或原有 S 波加深,Ⅲ导联出现 Q 波和 T 波倒置,aVR 导联出现高 R 波,胸导联过渡区向左移,右胸导联 T 波倒置,与心肌梗死的心电图表现不同。肺部 X 线检查有助于鉴别。

(四)主动脉夹层动脉瘤

主动脉夹层动脉瘤亦出现剧烈胸痛,似急性心肌梗死疼痛性质,但疼痛开始即达高峰,常放射到背、肋、腹、腰及下肢。双上肢血压及脉搏可有明显差别,少数患者有主动脉瓣关闭不全,可有下肢暂时性瘫痪或偏瘫。X线、超声等可测到主动脉壁夹层内的液体,可资鉴别。

(五)急腹症

急性胰腺炎、消化性溃疡穿孔、急性胆囊炎、胆石症等,患者可有上腹部疼痛及休克,可与本病疼痛波及上腹部者相混,但急腹症多伴消化系统症状,心电图及血清酶测定有助于明确诊断。

(六)重症心肌炎

重症心肌炎患者可有胸痛、心悸及气短等症状,心肌损伤标志物升高,心电图可见 ST-T 改变,病情进展快,预后不良,需要与急性心肌梗死鉴别。重症心肌炎一般有以下特征。

(1)发病前一般有呼吸道、消化道等感染史。

(2)心肌损伤标志物一般呈轻、中度升高,无明显峰值。

(3)心电图一般为广泛导联改变,无急性心肌梗死的定位诊断。

(4)心脏超声提示为广泛而非节段性室壁运动异常。

(5)冠脉造影未见冠脉异常。

第四节 治 疗

一、临床常用中成药

(一)宽胸气雾剂

宽胸气雾剂由檀香、细辛、荜茇、高良姜、冰片组成。具有温通、理气、止痛的功能,用于缓解心绞痛。症状发作时喷吸 2~3 次。

(二)冠心苏合丸

冠心苏合丸由苏合香、冰片、制乳香、檀香、土木香等组成。具有理气、宽胸、止痛的功能,用于寒凝气滞、心脉不通所致的胸痹。嚼碎服,一次 1 丸,每日 1~3 次。

(三)精制冠心片

精制冠心片由丹参、赤芍、川芎、红花、降香组成。具有活血化瘀的功能,用于瘀血内停所致的胸痛、胸闷、心前区刺痛等。口服,一次 6～8 片,每日 3 次。

(四)速效救心丸

速效救心丸由川芎、冰片组成。具有行气、活血、止痛的功能,主治气滞血瘀证心绞痛。含服,每次 4～6 粒,急性发作 10～15 粒/次。

(五)复方丹参滴丸

复方丹参滴丸由丹参、三七、冰片组成。具有理气、活血、止痛的功能,主治血瘀气滞证心绞痛、心肌梗死。口服或舌下含服,一次 10 丸,每日 3 次。

(六)血府逐瘀胶囊或口服液

血府逐瘀胶囊或口服液由当归、红花、地黄、枳壳等组成。具有理气活血的功能,主治气滞血瘀证的急性心肌梗死。胶囊:每次 6 粒,每日 2 次;口服液:每次 10～20 mL,每日 3 次。

(七)地奥心血康胶囊

地奥心血康胶囊由黄山药总皂苷组成。具有活血化瘀、行气止痛的功能,主治瘀血内阻之急性心肌梗死等。口服,一次 1～2 粒,每日 3 次。

(八)心悦胶囊

心悦胶囊由西洋参茎叶总皂苷组成。具有益气、养心、和血的功能。主治冠状动脉粥样硬化性心脏病属气阴两虚者。口服,一次 2 粒,每日 3 次。

(九)复方川芎胶囊

复方川芎胶囊由当归、川芎等组成。具有活血化瘀,通脉止痛的功能。主治冠状动脉粥样硬化性心脏病属心血瘀阻者。口服,一次 4 粒,每日 3 次。

(十)芪参益气滴丸

芪参益气滴丸由黄芪、丹参、三七、降香油组成。具有益气通脉,活血止痛的功能。用于气虚血瘀证胸痹。口服,一次 1 袋,每日 3 次。

(十一)丹蒌片

丹蒌片由瓜蒌皮、薤白、葛根、川芎、赤芍、泽泻、黄芪、骨碎补、郁金组成。具有宽胸通阳,活血化瘀的功能。用于痰瘀痹阻证胸痹。口服,一次 5 片,每日 3 次。

(十二)通心络胶囊

通心络胶囊由人参、水蛭、全蝎、赤芍、蝉蜕、土鳖虫、蜈蚣、檀香、降香、乳香(制)酸枣仁(炒)、冰片组成。具有益气活血,通络止痛的功能。用于冠状动脉粥样硬化性心脏病心气虚乏、血瘀络阻证。口服,一次 2～4 粒,每日 3 次。

(十三)麝香保心丸

麝香保心丸由人工麝香、人参提取物、人工牛黄、肉桂、苏合香、蟾酥、冰片组成。具有芳香温通,益气强心的功能。用于胸痛、固定不移,胸闷或伴有心悸,气短的气滞血瘀证心绞痛。一次 1～2 丸,每日 3 次;或症状发作时服用,口服。

二、辨证论治

(一)气虚血瘀证

胸痛胸闷,动则加重,休息减轻,伴短气乏力,汗出心悸,舌体胖大,边有齿痕,舌质黯淡或有瘀点瘀斑,舌苔薄白,脉弦细无力。

1.治法

益气活血,通脉止痛。

2.代表方剂

加味保元汤合血府逐瘀汤加减。人参 10 g(另炖),黄芪 20 g,当归 10 g,川芎 10 g,赤芍 15 g,地黄 15 g,桃仁 12 g,红花 8 g,牛膝 12 g,枳壳 12 g,桔梗 10 g,柴胡 12 g,甘草 6 g。方中人参通常采用东北人参或高丽参,兼有阴虚者采用西洋参,缺人参者可用党参 20 g 替代。每日 1 剂,水煎服。

3.加减

兼脾气虚,腹胀便溏者,上方去地黄、枳壳,加茯苓 15 g、白术 12 g、砂仁 10 g(后下)以健脾行气;兼肾气不足,腰酸腿软,夜尿频数,则可加用金樱子 30 g、益智仁 12 g 以补肾固尿;兼虚烦不眠者,去当归、黄芪,加酸枣仁 18 g、远志 10 g 以益心安神。

(二)寒凝心脉证

胸痛彻背,胸闷气短,心悸不宁,神疲乏力,形寒肢冷,舌质淡黯,舌苔白腻,脉沉无力、迟缓或结代。

1.治法

温补心阳,散寒通脉。

2.代表方剂

当归四逆汤加味。当归 10 g,白芍 15 g,桂枝 10 g,细辛 5 g,甘草 3 g,大枣 15 g,通草 10 g,熟附子 15 g(先煎),人参 10 g(另炖)。方中人参的选择参照气虚血瘀证。每日 1 剂,水煎服。

3.加减

兼胃寒、恶心呕吐者,加丁香 3 g、法半夏 15 g 以温中降逆止呕;兼血瘀心脉,加丹参 20 g、三七末 3 g(冲服)以通血脉。

(三)阳脱阴竭证

心胸剧痛,四肢厥逆,大汗淋漓,或汗出如油,虚烦不安,皮肤青灰,手足青至节,甚至神志淡漠或不清,口舌青紫,脉微欲绝。

1.治法

回阳救逆。

2.代表方剂

四逆汤合人参汤加味。熟附子 15 g(先煎),干姜 10 g,炙甘草 10 g,人参 15 g(另炖),白术 15 g,黄芪 25 g,煅龙骨 30 g(先煎),煅牡蛎 30 g(先煎)。方中人参的选择参照气虚血瘀证。每日 1 剂,水煎服。

3.加减

肢冷汗出、面色苍白者,加用参麦注射液或参芪扶正注射液 20 mL 加 5% 葡萄糖生理盐水 20 mL 静脉推注,继用该注射液 40 mL 加 5% 葡萄糖生理盐水 250 mL 静脉滴注;兼心脉瘀阻,胸痛甚,唇色紫黯,脉细涩者,以三七末 6 g 冲服活血通络。

(四)痰浊痹阻证

心胸窒痛,胸中憋闷或有窒息感,或有头昏重,或有咳嗽咯痰,腹胀纳呆,舌质黯淡,舌体胖嫩有齿痕,舌苔白腻,脉象弦滑。

1.治法

化痰泄浊,宣痹通阳。

2.代表方剂

瓜蒌薤白半夏汤合涤痰汤加减。瓜蒌 15 g,薤白 15 g,法半夏 15 g,陈皮 9 g,胆南星 12 g,枳壳 12 g,生姜 3 片,茯苓 15 g,甘草 6 g。每日 1 剂,水煎服。

3.加减

痰浊中阻,心下痞满,恶心呕吐者,选加藿香 12 g、丁香 3 g 以和胃化浊止呕;痰浊郁久化热,心胸灼痛,痰稠色黄,心烦发热者,去胆南星,加天竺黄 15 g、黄芩 15 g、鱼腥草 25 g 以清热除痰;兼心脉瘀阻者,加丹参 20 g、三七末 3 g(冲服)以通心脉。

(五)瘀热互结证

胸痛胸闷,面赤烦躁,发热,口苦或口臭,纳呆便秘,小便短赤,舌质黯红,舌苔黄腻,脉弦滑数。

1.治法

活血化瘀,通脉泄热。

2.代表方剂

血府逐瘀汤加减。地黄 15 g,桃仁 12 g,红花 10 g,赤芍 15 g,柴胡 12 g,枳壳 12 g,牛膝 12 g,丹参 18 g,三七末 3 g(冲服),黄芩 15 g,枯梗 12 g,瓜蒌 15 g,甘草 6 g。每日 1 剂,水煎服。

3.加减

若兼咳吐黄痰者,加鱼腥草 25 g、桑白皮 18 g 以清热化痰;便秘者加大黄 3~9 g(后下)以通腑泄热。

(六)气阴两虚证

胸翳气短,倦息乏力,自汗、盗汗,咽干口燥,舌红少苔,脉细数无力。

1.治法

益气养阴。

2.代表方剂

生脉散加味。人参 10 g(另炖),麦冬 15 g,五味子 6 g,黄芪 18 g,沙参 15 g,浮小麦 25 g,丹参 20 g,三七末 3 g(冲服)。方中人参的选择参照气虚血瘀证。每日 1 剂,水煎服。

3.加减

心烦少寐明显者,宜加炒枣仁 18 g、莲子心 3 g 以清心安神;心悸、脉结代者,加炙甘草 12 g、甘松 12 g、苦参 12 g 以助原方止悸复脉;阴虚阳亢,证见眩晕、耳鸣者,方中去黄芪、浮小麦,加天麻 12 g、白芍 15 g、石决明 30 g 以养肝熄风潜阳;肾虚腰痛者加淫羊藿 15 g、续断 15 g 以补肾止痛。

三、外治法

(一)针灸

1.血瘀心痛型体针

(1)常用主穴:内关(双)、膻中。

(2)常用配穴:足三里(双)。

(3)手法:膻中穴针尖向下平刺,反复运针,内关穴先用导气法待针感放射至前胸或侧胸,并用泻法;足三里用捻转加小幅度提插之补法。留针至胸痛显著缓解或消失,留针期间宜反复间断运针。

2.寒性心痛型体针

(1)常用主穴:心俞、郄门(双)、巨阙。

(2)常用配穴:厥阴俞。

(3)手法:心俞、厥阴俞及郄门,均先用导气法,要求针感达前胸,巨阙针法同膻中。心俞、厥阴俞、巨阙均在施补法后,加用艾灸或温针灸。

3.穴位注射

穴位注射取内关,用哌替啶 10 mg,水稀释后注射至 5 mL,垂直刺入上穴,得气后施强刺激,注入药液,每侧穴 2.5 mL,止痛效果显著。适用于本病各种类型心痛剧烈者。

4.耳针

耳针取心、神门、皮质下,配交感、内分泌、肾上腺、胸等穴位。或以王不留行子籽于穴位上,时时按压。适用于本病各种类型心痛。

(二)推拿

1.常用按摩手法

患者取俯卧位,医师站于其旁,用手掌揉按后背俞至肾俞上下各 15～20 次,并点按心俞、神堂、大杼、风池穴 3 分钟。患者取仰卧位,医师站于其旁,用手掌自胸部肩前至上肢内侧做推法 5～7 次,然后在心前区做快速揉按 10 分钟,并点按巨阙、膻中、郄门、内关、神门穴各 3 分钟。以上手法均有扩张血管、活血化瘀、改善心脏供血等作用。

2.随症选穴

如心胸持续疼痛、痛彻背部、胸闷憋气、心悸气短加揉气海,拿按血海和三阴交,点按太冲。如胸闷心悸、动则喘、头晕酸冷、面色苍白者加揉按肺俞、揉气海、按揉三阴交和命门。

3.穴位按压

按压至阳穴可以缓解心痛。患者取坐位或侧卧位,由肩胛骨下角下缘划一垂直于脊柱的直线,直线交于脊背正中线处即为至阳穴,将伍分硬币边缘横放于穴位上,适当用力按压 3～5 分钟。亦可按摩腹部上脘、中脘、下脘、神阙、关元、心俞、厥阴俞或华佗夹脊压痛点等。治疗本病各种类型心痛。

第五节　病案精选

病案一　**气虚血瘀证**

史××,男,65岁,初诊。

主诉:持续胸闷、胸痛2天余。

病史:既往前壁心肌梗死病史15年余。平素时有胸痛阵作,伴左臂及左肩胛放射痛,或稍劳动即可诱发,或一日数发,持续时间虽不长,但痛势颇重,伴有肢冷心慌,平素口服阿司匹林肠溶片、硝酸异山梨酯片、复方丹参片等药物,仍时有发作。

现主症:胸闷、胸痛呈持续性,伴左后背及左肩臂不适、汗出、肢冷、心慌、恶心欲吐。平素时有胸闷,活动登楼则气短不敷,偶有心悸,寐短不实,头昏疲乏指麻,有时午后低热,舌淡苔薄、舌边有浅齿痕,脉细涩。急诊入院,心电图可见Ⅱ、Ⅲ、aVF导联弓背样抬高,Ⅰ、aVL导联对应压低。急查急症生化、凝血五项、血常规、术前感染八项:D-二聚体1.51 mg/L,肌钙蛋白Ⅰ:<0.1 ng/mL,肌酸磷酸激酶同工酶:0.52 ng/mL,肌红蛋白:2.33 ng/mL。立即行"冠状动脉造影术+经皮冠状动脉球囊扩张成形术+经皮冠状动脉药物洗脱支架植入术",术后患者仍有胸部不适感。

诊断:真心痛(气虚血瘀)。

治法:补气温阳,活血化瘀。

处方:保元汤合失笑散加减。党参12 g、黄芪15 g、炙甘草5 g、当归10 g、川芎6 g、五灵脂6 g、蒲黄5 g、赤芍8 g、红花6 g、降香4 g、肉桂3 g,5剂。水煎服。

二诊:胸部不适逐渐消失,午后微觉肌热,舌体略胖边有浅齿印,脉虚软。不拘泥于"痛无补法之说",以甘温为主治之,换方:党参12 g、黄芪15 g、炙甘草5 g、当归10 g、赤白芍各5 g、生姜2片、大枣4枚、石菖蒲5 g、桂枝5 g、瓜蒌皮5 g,5剂,水煎服。

三诊:服药后主症俱消,遂停药。

按语

中医学对痛证的认识,古有"不通则痛"之论。真心痛者,心脉痹阻不通所致也。而本例心脉痹阻之由,良由心气虚馁,不足运血所致,故其治疗采保元汤意以参、芪、草培元助气,盖气充则血运是也。当归、川芎、赤芍活血养血,失笑散合降香、红花利气化瘀止痛,加肉桂辛热一味,温蒸血脉推血供布,以血得热则行故也。药症合拍,是以服后心痛大缓。虽并见午后低热,但脉虚无力,舌胖边有齿痕,非阴虚渐热之象,乃元气亏乏、营卫失调之征,故继以参芪当归温补气血,桂枝汤调和营卫,菖蒲、瓜蒌利心气开胸痹,辨证精当,收效颇佳。

病案二　心阳不振,痰瘀阻滞证

马××,男,69 岁,初诊。

主诉:胸闷痛阵作 10 余天,加重 1 小时余。

病史:既往高血压病史 2 年,血压最高时 150/90 mmHg,间断口服苯磺酸氨氯地平片,血压控制不详。

现主症:近 10 余天时有胸闷痛阵作,小时前突感左胸疼痛,牵引肩背,状如针刺,呼吸短促,大汗淋漓,时时欲呕,寸步难移。患者形体肥胖,舌质淡、苔薄白,诊脉结代。急诊入院。心电图报告:$V_1 \sim V_4$ 呈 QS 波形,ST 段弓背样抬高(具体时限不明),急查急症生化、凝血五项、血常规、术前感染八项,即时检验示:D-二聚体 0.63 mg/L,肌钙蛋白Ⅰ:2.21 ng/mL,肌酸磷酸激酶同工酶:0.49 ng/mL,肌红蛋白:<2.0 ng/mL,氨基末端脑利钠肽前体:2 040.6 pg/mL。

诊断:真心痛(心阳不振,痰瘀阻滞)。

治法:宣通心阳,祛痰化瘀,益气养阴。

处方:生脉散加味。红参 6 g、麦冬 12 g、五味 10 g、丹参 30 g、桂枝 12 g、红花 5 g、香附 10 g、半夏 10 g、片姜黄 8 g、炙甘草 10 g,14 剂。水煎服。

二诊:胸痛明显减轻,说话略多稍感短气,饮食可,二便尚调,脉微细略结代。改服丸药以收其效。

处方:红参 30 g、丹参 90 g、麦冬 45 g、醋五味子 25 g、地黄 45 g、龙骨 45 g、牡蛎 30 g、石斛 30 g、白芍 30 g、红花 25 g、炙甘草 25 g,蜜丸 10 g 重,早晚各服 1 丸。

三诊:上方连服 2 月,电话随访,诸症消失,活动耐量尚可,精神佳。

按语

本病属于"胸痹""真心痛"范围。多因心气不足、营卫不调、痰湿阻滞、心血瘀阻所致。"营不调则卫亦滞",故以通心阳、调营卫、化痰湿、活血脉治之。方中生脉散配桂枝益气通阳、调营卫,配香附、半夏化痰湿,丹参、姜黄、红花活血脉,故营血和则卫气利,心气实则血脉畅。后配丸药补其不足,以资巩固。

第九章

心 力 衰 竭

第一节 概 述

一、定义

心力衰竭是指在静脉血回流正常的情况下,由于心脏收缩和/或舒张功能障碍,使心排血量绝对或相对低于全身组织代谢需要的综合征,临床上可出现动脉系统灌注不足、肺和/或体循环静脉瘀血的各种症状和体征。常见临床症状:呼吸困难、咳嗽、咳痰、下肢水肿、尿少、食欲不振等。

心力衰竭发生的机制比较复杂,不同原因所致的心力衰竭及心力衰竭发展的不同阶段和程度,参与的发生机制都不同,且有不同水平(器官、细胞和分子)的机制参与。但心力衰竭的本质是其射血功能不能满足机体的需要,而完成心脏射血的基础是心肌的舒缩功能,故心力衰竭发生、发展的基本机制是心肌舒缩功能障碍,而导致心肌舒缩功能障碍的主要机制:①心肌丧失和构型重塑;②细胞能量"饥饿"和信息传递系统障碍;③基因结构和表达异常。

二、分类

(一)按发病的急缓分类

1.急性心力衰竭

急性心力衰竭因发病急速,心脏来不及发生肥大等改变,其代偿主要靠神经-体液机制,使心率增快来实现。如急性心肌梗死引起的肺水肿,系由于急性左心衰竭所致;又如急性肺栓塞,可引起急性右心衰竭。急性心力衰竭因心排血量急剧减少,临床上类似周围循环衰竭,实际为心源性休克。

2.慢性心力衰竭

大多数充血性心力衰竭为慢性心力衰竭,其发生相对较为缓慢,心脏肥大是常见的代偿机制之一,通过充分发挥代偿功能,使心排血量可以恢复或接近正常,故休克不明显,但淤血极为显著,有明显钠水潴留,其基本病理改变是心肌收缩力减弱,导致心室收缩期残余血量增多及心室舒张压升高。如风心病二尖瓣狭窄和慢性肺心病引起的右心衰竭,就是常见的慢性心力衰竭的例证。

急、慢性心力衰竭虽为不同的临床类型,但两者关系十分密切。持续时间较久的急性心力衰竭,必然转变为慢性心力衰竭;而慢性心力衰竭在有劳累、感染及快速大量补液等诱因存在时,又可突然转变为急性心力衰竭。此种分类对反映病情的变化及程度,有一定意义。本章仅对慢性心力衰竭进行阐述。

(二)按发生衰竭的部位分类

1.左心衰竭

心力衰竭主要在左心方面,表现为肺循环的淤血及周围灌注不足。按其发生的原因及部位,又可分为左心室衰竭及左心房衰竭。前者如高血压心脏病引起的急性心力衰竭,后者多由二尖瓣狭窄所致。

2.右心衰竭

心力衰竭主要在右心方面,表现为体循环的淤血,如慢性肺心病及风心病二尖瓣狭窄的晚期,均表现为右心衰竭。

3.全心衰竭

全心衰竭兼有上述两种心力衰竭的表现。有的病例开始即为全心衰竭,如急性弥漫性心肌炎所致的心力衰竭,但多数是先有左心衰竭,因肺动脉高压累及右心,终致全心衰竭。

(三)按心排血量的多少分类

1.高排血量型心力衰竭

高排血量型心力衰竭指心排血量比患者未发生心力衰竭时为低,不能满足机体代谢的需要,但其排血量仍高于正常人,故称为高排血量型心力衰竭。此类心力衰竭是因静脉回流量过多。前负荷过重所致,如甲状腺功能亢进、严重贫血、脚气性心脏病及动静脉瘘等,均可引起高排血量型心力衰竭。

2.低排血型心力衰竭

低排血型心力衰竭指由于心肌收缩力减弱,心排血量绝对减少所致。按发生速度可分为急性及慢性两种。

3.心室充盈不足引起的循环淤血

心室充盈不足引起的循环淤血指某些机械性循环障碍,如急性心包压塞(如心包积液)及缩窄性心包炎等所致的充血状态,其表现类似充血性心力衰竭,但发生机制并非心肌收缩力减退,而是由于心脏舒张障碍,限制了右心室的舒张充盈,故回心血量减少,致使心排血量降低及循环淤血。因此,严格地说,它不是真正的心力衰竭,但临床上仍将此种循环淤血归纳于充血性心力衰竭综合征之中。此种分类有利于对因治疗,如高排血量型心力衰竭及充盈障碍的循环淤血,若适时去除病因,则心力衰竭可以治愈。

三、心力衰竭严重程度分级

美国纽约心脏病学会主要是根据患者自觉的活动能力划分为心功能4级,心力衰竭3度。其分级标准如下。

Ⅰ级(心功能代偿期):患者患有心脏病,但活动量不受限制,平时一般活动不引起疲乏、心悸、呼吸困难或心绞痛。

Ⅱ级(一度或轻度心力衰竭):心脏病患者的体力活动受到轻度的限制,休息时无自觉症状,但平时一般活动下可出现疲乏、心悸、呼吸困难或心绞痛。

Ⅲ级(二度或中度心力衰竭):心脏病患者体力活动明显受限,小于平时一般活动即引起上述的症状。

Ⅳ级(三度或重度心力衰竭):心脏病患者不能从事任何体力活动。休息状态下也出现心力衰竭的症状,体力活动后加重。

四、中医对心力衰竭的认识

中医学虽然没有心力衰竭一词,但与其相应的临床表现及辨证施治却广泛见于历代文献当中。如左心衰竭出现的呼吸困难、端坐呼吸、咳吐泡沫样痰、发绀等症状,与中医学中心肾阳虚、气不化水、肾不纳气、水气上逆凌心犯肺的"喘证"相似;如右心衰竭出现食欲缺乏、恶心、呕吐、腹胀、尿少、水肿等症状,与中医学中心脾肾阳虚、水湿不化的"阴水症"相似。根据心力衰竭的临床症状特点,可归属于中医学"心悸""怔忡""喘证""痰饮""水肿""心痹"等病辨证论治。

中医认为心力衰竭是由不同病因引起的心脉"气阳衰竭",心体受损,心阳鼓动无力,血液循环不畅,不能濡养全身,慢慢引起脏腑功能失调,甚至脏腑功能衰竭的一类危重症综合征。心脏本身的病变,不仅会导致心脏功能异常,也会不同程度地影响其他脏腑,其他脏腑的病变也会影响心主血脉的功能,故临床上心力衰竭的病因、病机较为复杂,常是多脏腑功能失调相互作用的结果。

五、中医治疗心力衰竭的优势

中药治疗心力衰竭已积累了丰富的临床经验,具有较好的疗效,特别是对于轻中度心力衰竭、有西药用药禁忌或出现毒副作用时,可辨证治疗调理。综观中药治疗心力衰竭,均以补虚泻实,权衡缓急为治则,多采用益气养阴,益气温阳、活血利水等治法。由于中药治疗心力衰竭的作用具有多途径、多靶向等特点,长期使用能明显改善心脏的血流动力学和血液流变学指标,调节神经内分泌和水通道蛋白,保护心肌细胞,改善心脏的能量代谢,延缓心肌损伤和心肌细胞凋亡,减轻心脏负荷,增强免疫力,防治心力衰竭的诱因,提高患者的生存率和生活质量。随着西医对心力衰竭治疗观念的更新,即已从过去强心、利尿、扩血管,纠正血流动力学异常模式进展到现在的以调节血管神经内分泌、细胞因子,改善心脏的生物学特性模式上来,许多中医和中西医结合学者也从不同的角度、途径来研究中医抗慢性心功能不全的机制,如针对心肌重构的机制,防止和延缓左室重构的发展和心肌细胞的凋亡,限制神经体液过度激活,改善细胞因子活性,预防无症状的心功能恶化,防止心力衰竭综合征的进展,从而降低心力衰竭的病死率和住院率。这些可能会形成新的认识观点与治法,从而提高中医治疗心力衰竭的效果。

近年研究表明,中医学者对心力衰竭防治做了不少有益的探索,发现不少方药、中成药对改善心脏功能、缓解临床症状及提高生活质量起到一定的作用,丰富了治疗手段,显示出中药治疗本病的潜力和优势,值得深入挖掘和推广。

第二节　病因、病机

一、病因

(一)感受外邪

风寒湿或风湿热三气合而为痹,脉痹不已,内舍于心;或久居潮湿,冒雨涉水;或气候寒冷潮湿,水寒内侵,邪害心阳;或疫疠之邪直接侵犯于心。这些因素皆会造成脉道痹阻,瘀水互结,水气凌心射肺,使人烦躁心悸,喘促不宁,腹大胫肿不能平卧。

(二)心病久延

久患心悸、怔忡、胸痹、心痹、厥心痛、真心痛或其他先天心脏疾病迁延日久，心气衰弱，心体损伤，气血不足，阴阳失调，津液输布紊乱。心气虚而渐致心阳亦虚，心气心阳俱虚则鼓动血液无力，致使血流迟缓或瘀滞形成瘀血。或气阳两虚水液失于温化输布，留聚体内形成水饮。当瘀血与水饮形成后，更伤心气心阳，使之更虚，病情愈加严重，终致形成本虚而标实的心力衰竭。

(三)脏腑功能失调

心、脾、肺、肾功能息息相关，可相互为病。肺、脾、肾三脏阳气不足，水液代谢失常，不仅会出现水液积聚痰饮水肿，同时气不化津，津液不足而咽干口渴。血、水之间相互影响，"血积既久，其水乃成""瘀血化水，亦发水肿，是血病而兼水也。"另外，瘀水相结，瘀而化热，而成热瘀水结。

(四)情志失调

肝失疏泄，肝气郁结，横逆乘脾；或思虑过度，损伤脾气，脾虚失运，痰浊内生，蕴久化热；或肝郁化火，致痰火内盛，灼铄心阴，心阴亏损，心火亢盛，亦可损及心之阴阳气血。

(五)久咳耗气

咳嗽日久，伤及肺气、宗气，宗气不足难以贯心脉而行气血，肺气不足使朝百脉与主治节失常，并形成血脉瘀阻，继而由肺波及于心。

(六)年老体衰，心脾肾亏虚

年老体衰，元气阴精渐趋衰弱，心气虚则血行无力，瘀血阻滞；脾气虚则运化失健，痰湿内生；肾阴虚不能上交于心则心火亢盛，肾阳虚无以温助脾阳则痰湿内生，痰停于肺，肺失宣肃，咳气上逆，久则伤肺损心。

(七)药物误用、滥用

长期使用利尿药、活血化瘀药而不据病情变化调整药物，久则耗血伤阴，气阴两虚加重心力衰竭。

二、病机

(一)气虚血瘀

气虚血瘀可见于心力衰竭各阶段，心主血脉，气为血之帅，气行则血行。心气不足，鼓动无力，必致血行不畅而成瘀，出现神疲乏力、口唇青紫，甚至胁痛积块。

(二)气阴两虚

气虚日久，阴津生成减少；或长期治疗过程中过用温燥、渗利之品损及阴津，形成气阴两虚或阴阳并损,可见心悸、气短乏力、倦怠懒言、口干舌燥、五心烦热。

(三)心阳不足,阳虚水泛

心气虚日久及肾,后天脾胃受损无力充养先天,均可使肾阳不足;久病肾虚,元阳不足,心阳、脾阳必然不振,终将致心脾肾阳虚衰,阴寒内生。临床上见到气短乏力、畏寒肢冷、心悸怔忡。肾不纳气则呼多吸少,气短难续;肾虚不约则小便频数,夜尿增多;肾虚气化不利则见尿少、水肿,甚者水气上逆,凌心射肺而见心悸、怔忡、咳喘、倚息不能卧及咳吐泡沫样痰。

(四)血瘀水停

心主血脉,心气虚,血行不畅则瘀血内生。疾病后期,肺、脾、肾均伤,肺为水之上源,脾主运化水谷,肾主水液司二便,三脏功能失常,则水液代谢紊乱,停积于内,泛溢于外而成水肿。另外,血不利则为水,水液失于气化则阻滞血脉,二者可互相为病。

第三节　诊断与鉴别诊断

一、诊断

(一)临床表现

1.左心衰竭

(1)症状。①疲劳、乏力:平时有四肢无力,一般体力活动(包括家务劳动等)即感到疲劳。可能由于心排血量降低,四肢及躯干的肌肉供血不足,因而能量产生减少所致。它是一种早期症状,休息后迅速消失。有肺动脉高压及心排血量低的二尖瓣狭窄患者,主诉往往是产重、疲乏、无力。②呼吸困难:是左心衰竭最重要的症状,其表现为患者自觉呼吸困难,同时有呼吸费力和短促,外观可见胸部呼吸肌动作过度、频率加快及鼻翼翕动等表现。a.劳力性呼吸困难:是左心衰竭最早出现的症状,因运动使回心血量增加,左房压力升高,加重了肺淤血。b.端坐呼吸:肺淤血达到一定的程度时,患者不能平卧,因平卧时回心血量增多且横膈上抬,呼吸更为困难。高枕卧位、半卧位甚至端坐时方可使憋气好转。c.夜间阵发性呼吸困难:患者已入睡后突然因憋气而惊醒,被迫采取坐位,呼吸深快。重者可有哮鸣音,称之为"心源性哮喘"。大多于端坐休息后可自行缓解。

其发生机制除因睡眠平卧血液重新分配使肺血量增加外,夜间迷走神经张力增加,小支气管收缩,横膈高位,肺活量减少等也是促发因素。其中端坐呼吸是左心衰竭的主要症状。③咳嗽、咳痰、咯血:咳嗽、咳痰是肺泡和支气管黏膜淤血所致,开始常于夜间发生,坐位或立位时咳嗽可减轻,白色浆液性泡沫状痰为其特点。偶可见痰中带血丝。长期慢性淤血肺静脉压力升高,导致肺循环和支气管血液循环之间形成侧支,在支气管黏膜下形成扩张的血管,此种血管一旦破裂可引起大咯血。④夜尿增多:正常人白天比夜间的尿量多,而在左心衰竭的患者夜尿增多。

(2)体征。①肺部湿性啰音:由于肺毛细血管压增高,液体可渗出到肺泡而出现湿性啰音。随着病情的由轻到重,肺部啰音可从局限于肺底部直至全肺。患者如取侧卧位则下垂的一侧啰音较多。②心脏体征:除基础心脏病的固有体征外,慢性左心衰竭的患者一般均有心脏扩大(单纯舒张性心力衰竭除外)、肺动脉瓣区第二心音亢进及舒张期奔马律。③其他:左心衰竭患者约25%存在胸腔积液,随心力衰竭病情轻重而好转或加重。部分患者可存在交替脉,即脉搏强弱交替,轻度交替脉仅能在测血压时发现。

2.右心衰竭

(1)症状。①消化道症状:胃肠道及肝脏淤血引起腹胀、食欲不振、恶心、呕吐等是右心衰竭最常见的症状。②肾淤血引起肾功能减退,可有白天尿少,夜尿增多。③劳力性呼吸困难:继发于左心衰竭的右心衰竭呼吸困难也会存在劳力性呼吸困难。单纯性右心衰竭为分流性先天性心脏病或肺部疾病所致,也均有明显的呼吸困难。

(2)体征。①心脏体征:除基础心脏病的相应体征之外,右心衰竭时可因右心室显著扩大而出现三尖瓣关闭不全的反流性杂音。②颈静脉充盈:颈静脉搏动增强、充盈、怒张是右心衰竭时的主要体征,肝颈静脉反流征阳性则更具特征性。③肝大和压痛:肝脏因淤血肿大常伴压痛,持续慢性右心衰竭可致心源性肝硬化,晚期可出现黄疸、肝功能受损及大量腹水。④下垂性水肿:体静脉压力升高使皮肤等软组织出现水肿,其特征为首先出现于身体最低垂的部位,起床活动者以脚踝内侧和胫前明显,仰卧者骶部水肿,侧卧者卧侧肢体水肿显著,常为对称性、可压陷性。⑤胸腔积液和腹水:体静脉压增高常出现单侧或双侧胸腔积液,双侧胸腔积液时多以右侧较多,单侧时亦以右侧多见,原因不明。大量腹水多见于三尖瓣狭窄、三尖瓣下移和缩窄性心包炎,亦可见于晚期心力衰竭和右心房球型血栓堵塞下腔静脉入口时。⑥其他:心包积液、发绀等亦为右心衰竭常见体征,晚期患者可有明显营养不良、消瘦,甚至恶病质。

(二)实验室及其他检查

1.实验室检查

全血细胞计数、尿液分析、血生化(包括钠、钾、钙、血尿素氮、肌酐、肝酶、胆红素、血清铁/总铁结合力)、空腹血糖和糖化血红蛋白、血脂及甲状腺功能等,应列为常规检查。B型脑钠肽/氨基末端脑钠肽前体的测定有助于心力衰竭诊断和预后判断。B型脑钠肽<100 ng/L时不支持心力衰竭的诊断,氨基末端脑钠肽前体<300 ng/L,可排除心力衰竭,其阴性预测值为99%。心脏肌钙蛋白可用于诊断原发病如急性心肌梗死,也可以对心力衰竭患者作进一步的危险分层。对某些特定心力衰竭患者应进行血色病或人类免疫缺陷病毒的筛查,在相关人群中进行风湿性疾病、淀粉样变性、嗜铬细胞瘤的诊断性检查。

2.超声心动图

超声心动图测量每搏量、心排血量、心脏指数、射血分数。他们的正常值如下。每搏量:50~90 mL;心排血量:4~6 L/min;心脏指数:2.5~3 L/(min·m^2);射血分数:55%~75%。各项指标可定量分析心脏结构及功能,对判断心力衰竭病因有重要意义,心力衰竭时各值可下降。

3.心电图与动态心电图

心力衰竭本身无特异性心电图变化,但心电图有助于心脏基本病变的诊断,如提示心脏房室的肥大,心肌缺血,心肌劳损,心肌梗死,心律失常的诊断。Ptfv1(即V$_1$导联出现了正负双向的P波,负向P波的大小和时间)<-0.03 mm/s,提示左房负荷过重或有早期左心衰竭。动态心电图对提示有心律失常或心动过缓症状(阵发生心悸或昏厥)患者的评价和监测心房颤动患者心室率的控制等具有价值。以及对检出可引起或加重心力衰竭的房性和室性心律失常的类型、频率、持续时间,缺血、心动过缓和传导障碍的无症状发作,动态心电图也很有帮助。

4.X线检查

X线检查可提供心脏增大、肺淤血、肺水肿及原有肺部疾病的信息。左心衰竭肺静脉充盈期在X线检查下仅见肺上叶静脉扩张、下叶静脉较细,肺门血管阴影清晰。随着肺淤血的加重,肺门阴影扩大、模糊,肺野模糊。急性肺水肿时,可出现自肺门伸向肺野中部及其周围的扇形云雾状阴影,两肺上野血管影显著,下肺野血管变细,呈血液再分配现象。肺淋巴管扩大,在正位及左前斜位片可见右肺外下野水平走向的线状影,近肋膈角处明显,此即为KerleyB线。此外尚可判断胸腔积液及是否合并感染等情况。

5.放射性核素造影术

放射性核素造影术应用放射性核素进行心血池动态显像测定左右心室功能，包括心室容量、射血分数、高峰充盈率等。

6.心脏磁共振

心脏磁共振可检测心腔容量、心肌质量和室壁运动，其准确性和可重复性，被认为是金标准。同时对检出炎症性和浸润性病变和预测有这类病变患者的预后，特别有价值。该检查为复杂性先天性心脏病患者的首选成像方法。

7.心导管和心内膜心肌活体组织检查

心导管应用漂浮导管测量肺毛细血管楔嵌压，能较好地反映左心室功能状态，正常值为 6～12 mmHg，增高提示肺淤血，肺毛细血管楔嵌压＞30 mmHg 提示出现肺水肿。对疑似缩窄性或限制性心肌病的患者，心导管与非侵入性成像技术联合应用可有助于确立正确的诊断。对疑似心肌炎和浸润性疾病，需要心内膜心肌活体组织检查以证实诊断。

8.运动试验

运动试验可客观评估心力衰竭患者运动能力和劳力性症状，如呼吸困难和疲劳。6 分钟步行试验及各种平板和脚踏车检测都是可用的。对一个没有接受有效治疗的患者，运动能力正常可排除症状性心力衰竭的诊断。

9.基因检测

推荐对扩张型心肌病、肥厚型心肌病、高度房室传导阻滞、心源性晕厥史或早发意外猝死家族史的患者进行基因检测，因为患者可能有预防性植入式心脏复律除颤器的适应证。

二、鉴别诊断

1.支气管哮喘

左心衰竭患者夜间阵发性呼吸困难，称心源性哮喘，应与支气管哮喘相鉴别。心源性哮喘多见于器质性心脏病患者，发作时必须坐起，重症者肺部有干、湿性啰音，甚至咳粉红色泡沫痰。支气管哮喘多见于青少年，有过敏史，发作时双肺可闻及典型哮鸣音，咳出白色黏痰后呼吸困难常可缓解。测定血浆 B 型钠尿肽水平对鉴别心源性哮喘和支气管性哮喘有较大的参考价值。

2.心包积液、缩窄性心包炎

心包积液、缩窄性心包炎也可以引起颈静脉怒张、肝大、下肢水肿等表现，应根据病史、心脏及周围血管体征进行鉴别，超声心动图、心脏磁共振扫描可确诊。

3.肝硬化腹水伴下肢水肿

肝硬化腹水伴下肢水肿应与慢性右心衰竭相鉴别,除基础心脏病体征有助于鉴别外,非心源性肝硬化不会出现颈静脉怒张等上腔静脉回流受阻的体征。

4.腔静脉综合征

当纵隔肿瘤压迫上、下腔静脉时,可出现颈静脉怒张、肝大及下肢水肿等表现,与心力衰竭相似,易致误诊。但患者心界不扩大,心脏无病理性杂音,亦无肺淤血的症状与体征(如气急、不能平卧、肺动脉瓣第二心音亢进、肺内啰音等)。X线检查有助于鉴别。

5.极度肥胖综合征

患者有嗜睡、发绀、周期性发绀加重、低血氧、继发性红细胞增多、右心室肥大及心力衰竭,但无心、肺疾病的既往史。

第四节 治 疗

一、临床常用中成药

(一)芪参益气滴丸

药物组成主要为黄芪、丹参、三七及降香油;具有益气通脉、活血止痛的功效;餐后半小时服用,口服,一次 1 袋(每袋装 0.5 g),每日 3 次,或遵医嘱。

(二)麝香保心丸

药物组成主要为人工麝香、人参提取物、人工牛黄、肉桂、苏合香、蟾酥、冰片等;具有芳香温通、益气强心的功效;口服,一次 1～2 丸(微丸每粒 22.5 mg),每日 3 次,或症状发作时服用。

(三)脑心通胶囊

药物组成主要为黄芪、赤芍、丹参、当归、川芎、桃仁、红花、乳香(制)、没药(制)、鸡血藤、牛膝、桂枝、桑枝、地龙、全蝎、水蛭等;具有益气活血、化瘀通络的功效;口服,一次 2～4 粒(每粒装 0.4 g),每日 3 次,或遵医嘱。

(四)通心络胶囊

药物组成主要为人参、水蛭、全蝎、赤芍、蝉蜕、土鳖虫、蜈蚣、檀香、降香、乳香(制)、酸枣仁(炒)及冰片等;具有益气活血、通络止痛的功效;口服,一次 2～

4粒(每粒装0.26 g),每日3次,或遵医嘱。

(五)补益强心片

药物组成主要为人参、黄芪、香加皮、丹参、麦冬及葶苈子等;具有益气养阴、活血利水的功效;口服,一次4片(每片0.3 g),每日3次,或遵医嘱。

(六)生脉胶囊

药物组成主要为人参、麦冬及五味子等;具有益气复脉、养阴生津的功效;口服,一次3粒(每粒装0.3 g),每日3次,或遵医嘱。

(七)芪苈强心胶囊

药物组成主要为黄芪、人参、附子、丹参、葶苈子、泽泻、玉竹、桂枝、红花、香加皮及陈皮等;具有益气温阳、活血通络、利水消肿的功效;口服,一次4粒(每粒装0.3 g),每日3次,或遵医嘱。

(八)参附强心丸

药物组成主要为人参、附子(制)、桑白皮、猪苓、葶苈子及大黄等;具有益气助阳、强心利水的功效;口服,一次2丸(每丸3 g),每日2~3次,或遵医嘱。

(九)心宝丸

药物组成主要为洋金花、人参、肉桂、附子、鹿茸、冰片、人工麝香、三七及蟾酥等;具有温补心肾、益气助阳、活血通脉的功效;口服,一次2~6丸(每丸120 mg),每日3次,或遵医嘱。

(十)血府逐瘀胶囊

药物组成主要为桃仁(炒)、红花、赤芍、川芎、枳壳(麸炒)、柴胡、桔梗、当归、地黄、牛膝及甘草等;具有活血祛瘀、行气止痛的功效;口服,一次6粒(每粒装0.4 g),每日2次,或遵医嘱。

(十一)复方丹参滴丸

药物组成主要为丹参、三七及冰片等;具有活血化瘀、理气止痛的功效;口服,一次10丸(滴丸每丸25 mg),每日3次,或遵医嘱。

(十二)生脉注射液

药物组成主要为红参、麦冬及五味子。具有益气养阴、复脉固脱的功效。肌内注射,一次2~4 mL,每日1~2次;静脉滴注,一次20~60 mL,用5%葡萄糖注射液250 mL稀释后使用,或遵医嘱。

(十三)参麦注射液

药物组成主要为红参及麦冬。具有益气固脱、养阴生津、生脉的功效。肌内注射,一次2~4 mL,每日1次;静脉滴注,一次20~100 mL,用5%葡萄糖注射液 250 mL 稀释后应用,或遵医嘱。

(十四)益气复脉注射液

药物组成主要为红参、麦冬及五味子。具有益气复脉,养阴生津的功效。静脉滴注,每日 1 次,每次 8 瓶,用 5% 葡萄糖注射液或生理盐水 250 mL 稀释后使用,每分钟约 40 滴,或遵医嘱。

(十五)参附注射液

药物组成主要为红参及附片(黑顺片)。具有回阳救逆、益气固脱的功效。肌内注射,一次 2~4 mL,每日 1~2 次;静脉滴注,一次 20~100 mL,用 5%~10% 葡萄糖注射液 250~500 mL 稀释后使用;静脉注射,一次 5~20 mL,用 5%~10% 葡萄糖注射液 20 mL 稀释后使用,或遵医嘱。

(十六)心脉隆注射液

药物组成主要为非洲大蠊提取物。具有益气活血、通阳利水的功能。每次 5 mg/kg 体重,用 5% 葡萄糖注射液或生理盐水 200 mL 稀释后静脉滴注,滴速维持在每分钟 20~40 滴,每日 2 次,上午 8 时和下午 4 时各滴注一次,或遵医嘱。使用前应先做皮试。

(十七)丹红注射液

药物组成主要为丹参及红花。具有活血化瘀、通脉舒络的功效。肌内注射,一次 2~4 mL,每日 1~2 次;静脉注射,一次 4 mL,加入 50% 葡萄糖注射液 20 mL稀释后缓慢注射,每日 1~2 次;静脉滴注,一次 20~40 mL,加入 5% 葡萄糖注射液 100~500 mL 稀释后缓慢滴注,每日 1~2 次;伴有糖尿病等特殊情况时,改用生理盐水稀释后使用,或遵医嘱。

二、辨证论治

(一)气虚血瘀水停证

神疲乏力,气短,动则加剧,心悸怔忡,水肿以下肢为甚,尿少。次症为唇暗,颈部及舌下青筋显露。兼症为咳嗽咳痰,咳白痰或黄痰。舌质淡暗或有瘀斑瘀点,苔白或腻,脉沉无力或兼促、涩、结代。

1.治法

益气活血利水。

2.代表方剂

五苓散合桃红饮加减。茯苓 30 g、桂枝 10 g、泽泻 30 g、猪苓 15 g、白术 15 g、红参 10 g(炖服)、黄芪 30 g、桃仁 15 g、红花 10 g、丹参 20 g。

3.加减

若痰多稀白者,加苏子 15 g、法半夏 15 g、北杏仁 15 g、白前 10 g;痰稠难咳者,加黄芩 10 g、鱼腥草 30 g;气虚较轻者,红参可以党参代替,服黄芪觉滞气者,黄芪改为五爪龙 30 g,气虚明显可加五爪龙 30 g;兼呕吐者,加用竹茹 10 g、生姜 3 片、法半夏 15 g;小便不利,水肿者加车前子 30 g、大腹皮 30 g,或加麻黄附子细辛汤。

(二)阳虚水泛,瘀血阻络证

心悸气喘,畏寒肢冷,腰酸膝冷,肢体水肿,水肿以下肢为甚,尿少,面色苍白或青紫。次症为唇暗,颈部及舌下青筋显露,腹胀便溏。兼症为咳嗽咳痰,咳白痰或黄痰。舌淡暗、紫暗,舌胖大,齿痕,苔白滑,脉弦细数无力或促、涩、结代、散。

1.治法

温阳利水,活血化瘀。

2.代表方剂

真武汤合葶苈大枣泻肺汤加减。茯苓 15 g、芍药 15 g、生姜 15 g、白术 10 g、熟附子 15 g(先煎)、葶苈子 15 g、大枣 15 g。

3.加减

阳虚明显,可加桂枝、淫羊藿等;水湿明显可合五苓散;若大汗淋漓,四肢厥冷,加煅龙骨 30 g、煅牡蛎 30 g、山茱萸 20 g;若气虚较甚者,加人参 10 g、黄芪 30 g;若寒痰喘咳者,加苏子 10 g、法半夏 15 g、北杏仁 15 g、鹿衔草 15 g;痰热难咳者加浙贝母 15 g、瓜蒌 15 g、黄芩 10 g、鱼腥草 30 g。

(三)气虚血瘀证

神疲乏力,心悸,劳则气喘。次症为面部暗红,唇暗。舌质暗或有瘀斑瘀点,舌苔薄白,脉沉无力或促、涩、结代。

1.治法

益气活血。

2.代表方剂

黄芪 30 g、红花 10 g、党参 15 g、当归 5 g、桃仁 15 g、丹参 30 g、白术 15 g、川芎 10 g、茯苓 15 g、炙甘草 5 g、白芍 15 g。

3.加减

气虚明显,加红参 10 g;纳食不进者加木香 10 g、砂仁 10 g、麦芽 30 g、鸡内金 30 g;水肿者加茯苓皮 15 g、猪苓 20 g;失眠者加酸枣仁 20 g、合欢花 15 g;血瘀者加丹参 12 g、田七 10 g。

(四)气阴两虚血瘀证

心悸,气短,乏力,自汗或盗汗。次症为头晕心烦,口干,面颧暗红,唇暗。舌质紫暗,少苔,脉细数无力或兼涩、结代。

1.治法

益气养阴活血。

2.代表方剂

生脉散合血府逐瘀汤加减。麦冬 20 g、五味子 10 g、黄芪 15 g、太子参 15 g、柴胡 5 g、桔梗 10 g、枳壳 10 g、赤芍 15 g、川牛膝 15 g、川芎 10 g、当归 5 g、桃仁 15 g、红花 10 g。

3.加减

阴虚明显,加黄精 20 g、山茱萸 20 g、石斛 15 g;气虚明显,太子参可换为人参。

(五)气阳两虚血瘀证

心悸,短气乏力,身寒肢冷。次症为尿少,腹胀便溏,唇紫,爪甲紫暗。舌淡暗,有齿印,脉沉细或迟。

1.治法

益气温阳活血。

2.代表方剂

参附汤合血府逐瘀汤加减。熟附子 5 g、红参 10 g、桂枝 10 g、茯苓 15 g、柴胡 5 g、桔梗 10 g、枳壳 10 g、赤芍 15 g、川牛膝 15 g、川芎 10 g、当归 5 g、桃仁 15 g、红花 10 g。

3.加减

此型加减可参考阳虚水泛,瘀血阻络证相关加减。

三、外治法

(一)针灸

1.体针

(1)常用主穴:取内关、间使、少府、郄门、曲泽穴。

(2)常用配穴:心气不足,肝气郁结加太冲、章门、肝俞;心脾两虚,肺气不降加中脘、天枢、气海、足三里、膻中;气阴两虚,脉络瘀阻加关元、归来、气海、血海;阳虚水泛,上凌心肺加水分、中极透曲骨。

(3)手法:深刺,平补平泻,不留针。每日 1 次,10 次为一疗程,每疗程间休息

3～5天。

2.耳针

(1)常用主穴:心、皮质下、神门、内分泌、交感穴。

(2)常用配穴:风湿性心脏病者,加肾上腺风湿线;水肿重者,加肾、脾;胸闷、喘息加肺、胸。

(3)手法:中等刺激,留针30～60分钟,每日1次,两耳交替针刺,体质佳者可两耳同时针刺。

3.毫针

(1)常用主穴:内关、间使、少府、郄门、曲泽。

(2)常用配穴:心肺气虚、肝气郁结,加太冲、章门、肝俞、肺俞;气阴两虚、脉络瘀阻,加关元、归来、气海、血海;心脾两虚、肺气不降,加中脘、天枢、气海;心血不足,加脾俞、膈俞;痰火内动,加丰隆、阳陵泉;阳虚水犯、上凌心肺,加水分、中极透曲骨;脾胃虚弱,水饮停阻,加脾俞、胃俞、三焦俞。

(3)手法:深刺,平补平泻,不留针,每天1次。10天一疗程,疗程间休息3～5天。

4.芒针

(1)常用主穴:巨阙、心俞、内关、中极、归来、足三里。

(2)常用配穴:天突、列缺、秩边、带脉。

(3)手法:针巨阙时患者仰卧,两手上举均匀小幅度呼吸,针刺4寸深时感应先上后下,散至少腹时即出针;针带脉时按带脉循行方向环腹而行,深刺6～8寸;针秩边穴时,要先放射至会阴部再下行至小腿;内关宜捻上百次而不留针。

5.灸法

(1)常用主穴:心俞、百会、关元、神阙、足三里、人中、内关。

(2)常用配穴:呼吸困难配膻中、肺俞、肾俞、足三里;呕吐配中脘、建里、肝俞、脾俞;水肿配水道、水分、三焦俞、阴陵泉。

(3)手法:用艾炷或艾条,每日1～2次,每穴艾条悬灸15～20分钟,或艾柱灸3～5壮,10～15次为一疗程。

(二)穴位敷贴

将商陆研成细末,每次取药末3～5g,加葱白1茎,捣烂成膏,再加凉开水适量,调成糊状备用。将麝香研末,取0.1g放入神阙穴内,再将药糊敷在上面,覆盖纱布并用胶带固定。每日换药1次,7天为一疗程。

(三)中药足浴

人体有 6 条正经始、终于足部,中医认为足部可映射人体各个脏腑功能,足部各个部位对应着人体的五脏六腑。而中药足浴则是基于中医理论,借助于水的温热作用、物理刺激作用和药物在足部的渗透吸收,发挥其温经通络、祛邪散风、调和气血的作用。从而达到调整人体气血阴阳,疏通机体经脉,提高机体免疫系统功能,进而平衡阴阳,固护内外,达到预防疾病、治疗疾病、强身健体的目的。研究表明,中药足浴在慢性心力衰竭治疗上能有效减少住院时间,改善心功能,缓解临床症状,且安全性高,接受度高,经济有效。

第五节　病案精选

病案一　心肾阳虚,水饮凌心证

袁××,男,68 岁。初诊。

主诉:反复心慌、胸闷 3 年余,加重半年。

病史:既往有冠状动脉粥样硬化性心脏病病史 10 余年,高血压病史 20 余年,2 型糖尿病病史 10 余年。

现主症:胸闷、心慌伴气喘,面色暗黄,腰痛,咽干、咽痛,夜眠差,纳可,大便干燥,每 4~5 日一行,小便正常,舌质淡暗苔白,脉沉微弱无力。查体:双肺呼吸音粗,可闻及少许湿啰音。心率 68 次/分,心律不齐,心音低钝。

诊断:心水病(心肾阳虚,水饮凌心)。

治法:补心肾,通阳利水。

处方:桂枝龙骨牡蛎汤合附子汤加减。制附子 5 g,茯苓 6 g,白术 5 g,白芍 6 g,生姜 3 片,厚朴 6 g,桂枝 3 g,生龙骨 15 g,生牡蛎 15 g,地黄 15 g,玄参 10 g,红参 3 g,共 3 付,水煎服。

二诊:患者心慌、气喘较前明显减轻,自觉全身乏力,余症同前,舌质红苔白,脉微弱。上方去红参、桂枝,生龙骨、生牡蛎均加至 30 g,共 3 付,水煎服。

三诊:患者心慌、气喘、乏力症状基本消失,无咽痛,腰痛明显减轻,睡眠较前改善,二便正常,舌质淡红苔白,右脉缓而左脉微。继用初诊方,去桂枝、红参,加麦冬 15 g,枣仁 10 g,女贞子 15 g,菟丝子 10 g,共 6 付,水煎服。

四诊:患者诸症明显减轻,活动耐量提高,纳眠可,脉微较前改善,嘱原方继服 7 剂。

按语

患者虽以心肾阳虚为主,但因其病程较长,反复发作加重,其阴也受到损伤而不足。症见咽干咽痛、大便干燥即是阴虚表现。所以治疗时不宜大剂量温阳药物,以免壮火食气,伤及正气,而应小剂量缓缓温补,即少火生气。三诊时舌苔由白转薄黄,舌质红转淡红,减温阳药,加补阴药则其舌质、舌苔得以改善,症状随之缓解。诸药合用共奏温补心肾,通阳利水之效。

病案二　阳虚水泛证

王××,男,76 岁。初诊。

主诉:反复活动后心慌、喘促 2 年,加重 5 天。

病史:既往有冠状动脉粥样硬化性心脏病 20 余年,高脂血症病史 20 余年,2型糖尿病病史 10 余年。

现主症:活动后心慌、气短,伴夜间难以平卧,时有胸闷,腹胀,双下肢凹陷性水肿,纳眠差,大便稀,小便少,舌暗淡,苔白润,脉沉结。

诊断:心水病(阳虚水泛)。

治法:温阳益气,化瘀行水。

处方:附子汤加减。熟附子 3 g,茯苓 10 g,生姜 6 g,白术 10 g,白芍 10 g,人参 6 g,丹参 10 g,桂枝 6 g,牛膝 10 g,共 7 付,水煎服。

二诊:患者诸症均有所减轻,舌暗淡,苔白润,脉沉结。原方继服 7 剂。

三诊:患者诸症基本消失。舌暗淡,苔白润,脉沉结。

按语

该患者久病体虚,脏气虚衰,肾气不足,不能助肺纳气,气虚日久祸及体阳,肾阳虚衰,肾主水失司,水邪泛滥,凌心射肺,故表现为喘促不能平卧、尿少、肢肿等症。四诊合参,予温阳益气、化瘀行水之法。

参考文献

［1］路志正.路志正中医心病学［M］.北京：人民卫生出版社，2022.

［2］陈新宇，张永涛，潘涛.中医内科学［M］.北京：中国中医药出版社，2020.

［3］张淑娟.内科常见病诊治实践［M］.长春：吉林科学技术出版社，2020.

［4］倪青，王祥生.实用现代中医内科学［M］.北京：中国科学技术出版社，2019.

［5］曹洪欣.中医心悟［M］.北京：中国中医药出版社，2022.

［6］陈峰.中西医结合心血管内科实践［M］.北京：科学技术文献出版社，2021.

［7］康文艳.临床疾病的中西医诊断与治疗［M］.长春：吉林科学技术出版
社，2019.

［8］王强虎，冯素芳.冠心病中医治疗与调养［M］.北京：中国科学技术出版
社，2020.

［9］李吉刚.中西医结合心血管病诊断与治疗［M］.天津：天津科学技术出版
社，2020.

［10］马兰，武小薇，李冀，等.冠心病诊疗与康复［M］.北京：科学技术文献出版
社，2021.

［11］苏小军.新编中医内科学［M］.上海：上海交通大学出版社，2018.

［12］刘浩.临床心脏内科疾病理论与实践［M］.北京：科学技术文献出版社，2020.

［13］杜廷海，牛琳琳.中西医结合外治心脏病学［M］.郑州：河南科学技术出版
社，2019.

［14］玄军.高血压与临床［M］.天津：天津科学技术出版社，2018.

［15］罗仁，陈洁瑜，赵京生.中医内科学病证方药简表［M］.广州：华南理工大学
出版社，2021.

［16］楚瑞阁.现代中医基础与临床实践［M］.开封：河南大学出版社，2019.

［17］冯伟，董印宏，杨阳.中西医结合心血管内科基础与临床［M］.北京：科学技

术文献出版社,2021.

[18] 刘凯.临床中西医常见疾病诊疗精要[M].北京:中国纺织出版社,2021.

[19] 谢海波.中医内科病诊疗与处方[M].北京:化学工业出版社,2021.

[20] 于思明.中西医结合内科学[M].西安:西安交通大学出版社,2020.

[21] 颜波.心内科临床与实践[M].天津:天津科学技术出版社,2020.

[22] 吕志达.现代中西医结合心血管内科诊疗[M].北京:科学技术文献出版
社,2020.

[23] 李乐胜.冠心病的中西医治疗[M].汕头:汕头大学出版社,2019.

[24] 董翠兰.疑难病中医诊治与康复[M].成都:四川科学技术出版社,2020.

[25] 张丽军.实用临床中医内科学[M].天津:天津科学技术出版社,2020.

[26] 张亚宁,祁梅,白晔.常见病中西医结合诊疗[M].南昌:江西科学技术出版
社,2018.

[27] 王肖龙.内科学[M].上海:上海科学技术出版社,2020.

[28] 李娜.高血压病中西医研究[M].长春:吉林科学技术出版社,2019.

[29] 管翠梅.实用中医内科临床实践[M].北京:华龄出版社,2020.

[30] 郑梅生.高血压中医临证方略[M].合肥:安徽科学技术出版社,2021.

[31] 范军铭.高血压络病疗法[M].郑州:河南科学技术出版社,2020.

[32] 王振华,姜宪章,赵晓霞.高血压中西医结合诊疗新进展[M].北京:中医古
籍出版社,2018.

[33] 李运伦,王宇,曲政军.高血压病现代中医诊疗研究[M].北京:电子工业出
版社,2021.

[34] 樊亚东,白立鼎,常军,等.心血管疾病中医证候客观化研究进展[J].中华中
医药学刊,2021,39(10):172-176.

[35] 尤俊方,张卿,苏海燕,等.中医体质与动脉粥样硬化性心血管疾病及其防治
的研究进展[J].内蒙古中医药,2021,40(7):163-165.

[36] 王子铧,杨紫文,陈爱菊,等.原发性高血压中医证型与客观化指标相关性研
究进展[J].环球中医药,2022,15(8):1517-1522.

[37] 胡盛寿,杨进刚.新时代中国心血管疾病防控策略[J].中国循环杂志,2022,
37(12):1177-1180.

[38] 金衡,顾健霞.运用中医理论浅析治疗"双心疾病"的经验总结[J].中外医学
研究,2022,20(7):140-143.